JN219822

# 認知症plus退院支援

## 一般病棟ナースのためのQ&A

編集
深堀浩樹
酒井郁子
戸村ひかり
山川みやえ

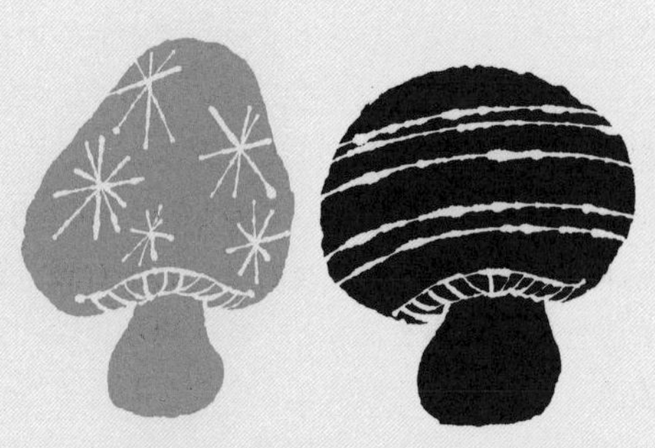

日本看護協会出版会

# はじめに

超高齢社会を迎えた日本において、一般病棟への入院が必要となる認知症の人が増加しています。2019年6月に公表された認知症施策推進大綱では、2018年時点で認知症の人の数は500万人を超え、65歳以上の高齢者の約7人に1人が認知症であるとの推計が示されています。また、日本総合病院精神医学会認知症委員会が2014年に6病院を対象にして行った調査によると、日本の一般病棟に入院している65歳以上の患者のうち、認知症の人は最大で52%になると推定されています。以上から現在の日本の一般病棟において認知症の人の看護は必須となったといえるでしょう。

日本老年看護学会が2016年に発表した「『急性期病院において認知症高齢者を擁護する』日本老年看護学会の立場表明2016」では、急性期病院に勤務する看護職が「治療優先の環境のもとで認知症高齢者本人を擁護する」ことや「治療後の回復像に基づく生活像を家族と共有して早期退院を目指す」ことが表明されています。これらの目標を一般病棟のナースが達成するためには、目の前にいる認知症の人の状態だけでなくその人の地域での生活を見据え、認知症の人のよりよい退院後の生活を実現しようとする“強い意志”、認知症や認知症の人を支えるシステムについての確かな知識に裏打ちされた“実践力”の両方が必要です。本書はこの2点を一般病棟のナースが高められるように企画しました。

本書の編者および執筆者は、老年看護、認知症ケア、退院支援、リハビリテーション、看護管理、家族看護など、各々異なる専門領域を持ち、一般病棟、入退院支援部門、訪問看護、教育・研究機関など多岐にわたる場所で認知症の人のよりよい生活の実現に尽力してきました。これらの編者・執筆者の手による本書は、「認知症の人が急増している日本の一般病棟や退院先となる地域で蓄積されている実践知」と「認知症への世界的な関心の高まりとともに国内外で急速に増えている研究成果や先駆的実践」をバランスよく学ぶことができる内容になりました。

本書は3部構成としています。

「第1章 認知症の人の退院支援に必要な基礎知識」では、入院という経験が認知症の人に及ぼす良い影響と悪い影響を一般病棟のナースが改めて認識したうえで、認知症に関する知見、認知症の人の生活を支える地域包括ケアシステムやサービスの詳細といった基礎的な知識を幅広くかつ現場に即して学ぶことができる内容としました。認知症の人の生活を支える地域の人・活動・サービスは多岐にわたり、臨床経験の中で接してはいても十分には理解していないものもあるでしょう。これらをより深く理解することで、認知症の人の退院支援の充実につながることを期待しています。
「第2章 一般病棟で行う認知症の人の退院支援」では、病院内外の多部門・多職種の協力・連携により行われる認知症の人の退院支援において一般病棟のナースが特に果たすべき役割、つまり「入院中のケア提供に責任を持ち、他職種と協働してできる限り円滑に療養の場を移行すること」に必要な内容を時間軸に沿って示しました。他職種と協働して行う「情報収集・状況の把握」、「意向の確認」、「問題の特定」、「退院支援計画の立案」や、一般病棟のナースが主要な責任を持つ、「入院目的である疾患の治療」、「生活機能の維持」、「安心と安全の保障」を同時に行っていくための専門・認定看護師を含む臨床看護師によるケアについての実践知が豊富に含まれています。この章の内容を、読者の皆さんが自身の病棟で活用し実践していくことでよりよい退院支援の実現につながるでしょう。
「第3章 認知症の人の退院支援の充実に向けて」では、退院支援を発展させてきた病院の経験、日本と世界の認知症に関する政策の発展過程と現状、日本における最新の研究や新しい実践的な取り組みについて紹介しています。超高齢社会を迎えた日本のナースが認知症の人を擁護していくためには、日進月歩の認知症ケアに関する知見や次々と打ち出される施策・先駆的実践の動向を理解しておくことが必要不可欠です。それらの知見や動向の理解を活用して、読者の皆さんが各々の現場で認知症の退院支援の充実のためのさまざまな変革に組織的に取り組み、ナースが主体的に認知症の人の退院支援を行うことができる病棟・病院をつくりあげられることを期待しています。

また、本書は多忙を極める一般病棟のナースの皆さんが、関心のある内容を選び短時間で効率的に読み進められることを期待してQ&A形式としました。もちろん、最初から順番に読むことで、認知症の人の退院支援に必要な知識・技術を網羅的に知ることもできるでしょう。本書が一般病棟のナースに広く活用され、認知症の人の退院後のよりよい生活に役立つことを願っています。

最後に、編者に劣らない情熱をもって本書の企画に携わり、専門性が異なる4名の編者と多数の執筆者の原稿の編集にご尽力いただいた日本看護協会出版会の宮内絢子さんに心より感謝申し上げます。

2019年11月
深堀浩樹・酒井郁子・戸村ひかり・山川みやえ

## 第2章　一般病棟で行う認知症の人の退院支援

### 病棟で行う認知症の人の退院支援について理解しよう



### 認知症の人の退院支援の必要性を早期に判断し、退院支援に必要な情報を得よう



### 入院、治療、今後について認知症の人と家族の意向を確認しよう



### 多職種で情報を共有し、退院後の問題の特定や退院支援の方向性を検討しよう

## 認知症の人や家族の合意を得て退院支援計画を立案しよう



## 認知症の人の入院目的である疾患の治療を進めよう



## 認知症の人の入院中の生活機能を維持しよう

## 認知症の人の入院中の安心と安全を保障しよう



## 認知症の人の退院後の生活に必要なことを考えよう

## 地域での生活が円滑に送れるように病院内外の多職種で取り組もう



## 認知症の人や家族の地域での生活のスタートを支援しよう

## 第3章　認知症の人の退院支援の充実に向けて

### 認知症の人の退院支援を充実させた実例を知ろう



### 認知症の人の退院支援の充実に取り組もう



### 認知症の人の退院支援に関連する政策を知ろう



### 認知症の人の退院支援に使える新しい取り組みを知ろう

## 執筆者一覧

### 編集


| | |
|---|---|
| 深堀　浩樹 | 慶應義塾大学看護医療学部 教授 |
| 酒井　郁子 | 千葉大学大学院看護学研究科 教授 |
| 戸村 ひかり | 首都大学東京大学院人間健康科学研究科 客員研究員 |
| 山川 みやえ | 大阪大学大学院医学系研究科 准教授 |


### 執筆（掲載順）


| | |
|---|---|
| 山川 みやえ | 前掲 |
| 古谷　和紀 | 京都大学大学院医学研究科 助教／老人看護専門看護師 |
| 吉田 みのり | 医療法人協和会 千里中央病院／認知症看護認定看護師 |
| 柴田三奈子 | 株式会社ラピオン 山の上ナースステーション／訪問看護認定看護師・認定看護管理者 |
| 山本　朝美 | 公益財団法人 浅香山病院／認知症看護認定看護師 |
| 三好　豊子 | 公益財団法人 浅香山病院／認知症看護認定看護師 |
| 久保田正和 | 大阪医科大学看護学部 准教授 |
| 清水美代子 | 兵庫県高砂市「つなぐ手と手」「若年性認知症とともに歩む子いるかの会」／保健師 |
| 真志田祐理子 | 慶應義塾大学大学院健康マネジメント研究科 後期博士課程 |
| 深堀　浩樹 | 前掲 |
| 佐古　真紀 | 公益財団法人 浅香山病院／精神保健福祉士 |
| 戸村 ひかり | 前掲 |
| 酒井　郁子 | 前掲 |
| 原田 かおる | 日本赤十字社 高槻赤十字病院／老人看護専門看護師 |
| 工藤 ゆかり | 日本赤十字社 高槻赤十字病院 |
| 本田　順子 | 兵庫県立大学看護学部 准教授 |
| 和田奈美子 | 北里大学 北里研究所病院／老人看護専門看護師 |
| 永冨　宏明 | 地方独立行政法人加古川市民病院機構 加古川中央市民病院／家族支援専門看護師 |
| 石原 ゆきゑ | 昭和大学江東豊洲病院／老人看護専門看護師 |
| 坂井　志麻 | 杏林大学保健学部 教授 |

山崎千寿子　東京医療保健大学医療保健学部 講師
森山　祐美　社会医療法人 製鉄記念広畑病院／老人看護専門看護師
菊地　悦子　武蔵野大学看護学部 教授
内橋　恵　甲南女子大学大学院看護学研究科 博士前期課程／脳卒中リハビリテーション看護認定看護師
川野 かおり　医療法人社団翠会 和光病院／老人看護専門看護師
神田　藍　山梨大学医学部附属病院／老人看護専門看護師
正木　治恵　千葉大学大学院看護学研究科 教授
小山　幸代　北里大学看護学部 教授
北野真知子　金沢大学附属病院
山田　雅子　金沢大学附属病院
杉山　智子　順天堂大学大学院医療看護学研究科 准教授
市川　真　NTT東日本伊豆病院／脳卒中リハビリテーション看護認定看護師
住谷 ゆかり　日本赤十字看護大学看護学部 講師
松原　孝明　大東文化大学法学部 教授
伊藤　大輔　社会医療法人財団聖フランシスコ会 姫路聖マリア病院／認知症看護認定看護師
浅見千代美　日本赤十字社 松山赤十字病院／認知症看護認定看護師
得居 みのり　千葉大学大学院看護学研究科 博士後期課程／老人看護専門看護師
勝眞久美子　テキックス株式会社 なな一る訪問看護ステーション
樋上　容子　大阪医科大学看護学部 講師
島田 なつき　市立伊丹病院／家族支援専門看護師
田中　久美　公益財団法人筑波メディカルセンター 筑波メディカルセンター病院／老人看護専門看護師
呑香美佳子　八戸市立市民病院／認定看護管理者
大野　直子　国家公務員共済組合連合会 横須賀共済病院／認定看護管理者
佐藤　博美　大和高田市役所／保健師・社会福祉士・主任介護支援専門員
中西　三春　公益財団法人東京都医学総合研究所 主席研究員
五十嵐　歩　東京大学大学院医学系研究科 講師
吉江　悟　一般社団法人Neighborhood Care／保健師

# 第1章 認知症の人の退院支援に必要な基礎知識

皆さんの病棟に認知症の人が入院してきたら、「大変だな」と感じるかもしれません。でもこの本を手に取って、また、この章を開いて読んでみようとしたことは、認知症の人を知りたいと思っている証拠です。

病棟で入院を受け入れ、関わり、退院していく流れの中で、「なぜ？どうして？」と感じることはよくあることです。それは全く見知らぬ人を理解しようとするからです。相手を理解するには、その人の抱えている病気のことを知る必要があります。

認知症であっても同様です。そして、認知症の人の場合は、病気以外のこと――相手の生活を知ること――も大切です。認知症の人は、生活環境や周りの人の関わり方から大きな影響を受けます。ですから、認知症の人が入院前どんな生活をしていたか、退院後にどんな場所でどんな生活をするのかを知っておくことが、退院支援を進める第一歩となるのです。

この章では、認知症の人の特徴、基本的な関わり方、公的サービス、介護保険施設の役割など、認知症の人の「生活」を支えるための基礎知識を身につけることができます。

# 認知症の人は入院中どのような体験をしているのですか？

**Answer**

認知症の人は、入院を機に混乱や昼夜逆転、低活動性のせん妄などを起こしやすいため、身体拘束をされるケースが多いです。状況判断や理解に時間を要し、意思疎通が困難なことも少なくないため、ナースらがあいさつや丁寧な説明をしないまま主導的に関わることもよくあります。これらの体験は「不快なもの」として認知症の人にしっかり記憶されています。患者中心のケアは認知症の有無に関係ありません。基本的な人としてのコミュニケーションを心がけましょう。

## 認知症の人の入院中の体験をどのように知る？

認知症の人の体験をどのように知ればよいでしょうか。その答えは主に3つあります。

### ❶認知症の人に直接聞く

本人に直接聞くことが一番ですが、実際に入院中のことを覚えていてそれを言語化できる人は少ないです。また、入院時より認知機能の低下が著しく、それに伴い体調も悪くなるという人は多いです[1)]。また、退院後にその病院に再度行こうとしても行きたがらないといった負の感情を持つこともあります。

実際に少しお話を聞けた認知症の人からは、具体的な入院時のエピソードははっきりしませんでしたが、「あそこは怖いから嫌だ」「早く家に帰りたかった」という声が聞かれました。認知症の人は快・不快の体験はよく感じ取ることができるので、入院中の体験が嫌なものであれば、上記のような答えになるでしょう。

### ❷家族介護者に直接聞く

家族による認知症の人の入院体験はさまざまな場所で語られています。家族会などで共有されている体験を紹介すると、「薬剤治療を開始したら、妄想がひどくなったり、意思疎通が図れなくなったりした」「（スタッフが）本人の目を見て話しかけてくれない」「簡単に身体拘束された」「ケアする際に何の説明もない」といったように、医療側との意思疎通が図れていないがゆえのネガティブな体験が多いようです。

### ❸ケアスタッフの観察した様子を客観的データとして知る

入院中の認知症の人に起こっている事象を研究として報告している調査がいくつかあります。

まず、身体拘束です。2017年に、全国の一般病院（100床以上）3,466施設に調査書を送り937施設から有効回答を得た調査で、主に病気やけがの初期治療を行う急性期とリハビリなどを行う回復期の病院を対象としたところ、約4割の人が何かしらの身体拘束を受けていることが明らかになりました[2)]。身体拘束自体が100％悪いというわけではありませんが、行動を制限するので、それが本当に必要か、必要であれば一方的にならないようにケア側のアセスメントと説明能力が求められます（参照→Q49, 50）。

また、せん妄を起こすことも多いです。ポルトガルのある調査によると、認知症の人は入院中、中等度から重度の低覚醒が30％あり、せん妄が20％程度みられることがわかっています[3)]。覚醒状態などを注意して観察することが重要です。

## 入院は認知症の人に最大の環境変化をもたらす

ここで、認知症の人が入院によって混乱しやすい理由を説明しましょう。認知症の人の生活上の不具合や、妄想・興奮などのいわゆる行動・精神症状といわれる症状がなぜ起こるのか、理論を基にひもときます。図はパーソン・センタード・ケアといって、認知症の人を中心としたケアをするための理論[4)]です。この考え方は認知症だけでなくあらゆる疾患に当てはまります。

まず、生活歴に注目することが大事です。相手がどのような経過をたどってきたのかを知ることは現在に至るまでの相手が置かれている環境のコンテクスト（流れ）を知るために重要です。性格傾向はすべてわかるわけではありませんが、知っておくと役に立つことも多いです。生活上の不具合の主たる要因になっている原因疾患の特徴は認知症の原因となっているアルツハイマー病などの疾患です。この生活歴、性格傾向、原因疾患（特に慢性の経過をたどる疾患）は医療者ではどうにもならないことが多いですが、他の2つの健康や気分の状態、周囲の環境はその時々で変わり、これはケア側で調整ができます。健康を害しているから入院するので、身体管理や気分のチェックは非常に重要です。また、入院によって、環境が大きく変わりますので、いかにしてその変化を最小限にするのか、それ以上に人（ケアスタッフ）によって人的環境を悪くしないような関わりが重要です。

図｜本人中心のケアのために必要な5つの要素

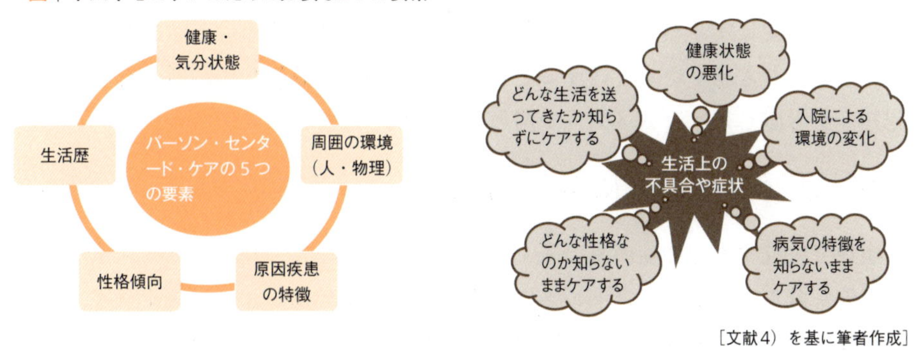


［文献4）を基に筆者作成］

（山川みやえ）

引用・参考文献

1）国際アルツハイマー病協会：[https://www.alz.org/asian/downloads/topicsheet_hospitalization_ja.pdf]
2）Nakanishi M, Okumura Y, Ogawa A: Physical restraint to patients with dementia in acute physical care settings: effect of the financial incentive to acute care hospitals. International Psychogeriatrics30(7): 991-1000, 2018.
3）Lagarto L, Albuquerque E, Loureiro D, et al.: Arousal changes and delirium in acute medically-ill male older patients. with and without dementia: a prospective study during hospitalization. Aging Ment Health29: 1-8, 2018.
4）トム・キットウッド，キャスリーン・ブレディン著，高橋誠一監訳：認知症の介護のために知っておきたい大切なこと－パーソンセンタードケア入門．ブリコラージュ，2018.

## 身体疾患の治療の看護で認知症を考慮しなければならない理由は何ですか？

Answer

65歳以上の高齢者のうち認知症を発症している人は、地域では15%、一般病棟では17.5～52.3%いると推計されています。超高齢社会においては、身体疾患の治療の看護において認知症を考慮した関わりが必須となっています。認知症の人の体験世界を推察し、身体疾患をはじめとした苦痛に関心を寄せた関わりをしなければ、不適切な評価や看護となり、その人の心身に大きな悪影響を与えます。

### 超高齢社会では認知症とともに生きる人が増え続けていく

身体疾患の治療が行われる一般病棟の看護において、認知症を考慮しなければならない理由は、超高齢社会により認知症の人が増え続けていることです。地域で暮らす65歳以上の高齢者のうち認知症を発症している人は15%（約462万人）と推計され、その予備群でもある軽度認知障害（MCI）とされる約400万人と合わせると、65歳以上の高齢者の約4人に1人が認知機能に何らかの問題を抱えているといわれています[1)]。

近年、これら地域で暮らす認知症の人が、身体疾患の治療のために一般病棟に入院するケースが増えてきました。一般病棟に入院した65歳以上の患者さんを対象にした調査によると、認知症の人は、17.5～52.3%と推計されています[2)]。認知症は加齢とともに発症する割合も増加します。2025年には730万人、85歳以上では55%以上の人が認知症を発症するといわれています[3)]。ここで注意しておきたいのは、認知症と診断されないまま生活している人たちも多くいるということです。ですから、認知症の診断の有無にかかわらず、認知症を考慮したアセスメントや関わりが必須となります。

### 「入院」が認知症の人に与える影響

身体疾患で入院する認知症の人の多くは、フレイル状態にあります。フレイルとは、生理的予備能が低下することでストレスに対する脆弱性が亢進し、生活機能障害、要介護状態、死亡などの転帰に陥りやすい状態で、身体的問題のみならず、認知機能障害やうつなどの精神・心理的問題、独居や経済的困窮などの社会的問題を含む概念です。

認知症の人は、身体疾患による苦痛を抱えながらもうまく表現できないことがあります。加えて、入院環境というなじみのない人・物・独自のルールを強いられる環境は、混乱を招く要因にもなります。本人にとって意に沿わない関わりが繰り返されることで、動揺、興奮、同じ言葉を繰り返し周囲にしがみつこうとする、パニックとなって助けを求め叫ぶ、必死の抵抗で暴力に発展するなどの認知症の行動・心理症状が引き起こされます。この結

**表｜入院イベントが認知症の人に与える影響**

| | |
|---|---|
| せん妄の発症 | 3～5倍以上 |
| 転倒・転落 | 1.6～3.6倍以上 |
| 新規の尿失禁 | 5倍以上 |
| 新規の便失禁 | 6倍以上 |
| 膀胱留置カテーテルの留置 | 3倍以上（※特定の臨床指示がない場合） |
| 新規の褥瘡発生 | 5倍以上 |
| 日常生活機能の低下 | 2～4倍以上 |
| 身体拘束の実施 | 3～6倍以上 |
| 術後鎮痛薬の投与 | オピオイド使用量は1/2～1/4倍以下 |

［文献4）を基に筆者作成］

果として、認知症の人の治療は困難を極めることになります。

また、認知症の人には入院を契機に身体疾患の重症化、合併症、せん妄、転倒・転落など、不都合な状況が起こりやすいとされています。認知症の人とそうでない人を比べた入院による健康への有害事象を表に示しますが、身体拘束の実施が多いことや、術後鎮痛薬の投与量が少ないといった倫理的問題も報告されています[4)]。入院が認知症の人に与える影響はさまざまで、倫理的問題も含む根深いものであることがわかることでしょう。

## 身体疾患の看護と認知症ケアの両立が重要

私たちは日々一生懸命、認知症の人のケアをしているにもかかわらず、先述した影響が起こるのはなぜでしょう？　それは、病院というルールの中での管理を前提とした治療・ケア、関わりが影響していると考えられます。認知症の人の治療に専念できる環境を提供するには、身体疾患の治療の看護と認知症ケアの両立が重要です。入院中に認知症と診断し、治療を開始することは難しいですが、認知機能の低下予防を心がけることは重要です。

不適切な評価とそのもとでの看護は認知症の人の体調や症状に如実に反映されるといわれています。認知症ケアの実践力とは、本人の置かれている状況の理解と行動の理由についてのひもときです。本人はいま何に困っているのか？　なぜ行動・心理症状が出現しているのか、その背景や要因は何か？　本人の気持ちやいま体験していることは何か？　身体的苦痛、薬剤の影響、感覚障害はないのか？　本人はどうありたいと願っているのか？本人の願いと看護する医療者側の願いのギャップは？　などを考え、心身を脅かさない関わりをすることと、声にならないメッセージを試行錯誤しながら捉えることが必要です。

（古谷 和紀）

**引用・参考文献**

1）朝田 隆 研究代表：都市部における認知症有病率と認知症の生活障害への対応（厚生労働科学研究費補助金 認知症対策総合研究事業）．平成23年～24年度総合研究報告書．平成25年3月，2013．
2）古田 光，小田原俊成，池尻義隆，他：一般病床高齢者入院患者における認知症実態調査の試み－総合病院精神医学会認知症委員会多施設共同研究．総合病院精神医学雑誌27(2)：100-106，2015．
3）二宮利治：日本における認知症の高齢者人口の将来推計に関する研究：平成26年度厚生労働科学研究費補助金厚生労働科学特別研究事業．平成26年度，2015．
4）Katie M, Mathy M: Adverse Health Events in Hospitalized Patients with Dementia. AJN 108(1), 2008.
5）Kovach CR, Noonan PE, Schlidt AM et al.: The Serial Trial Intervention: An Innovative Approach to Meeting Needs of Individuals with Dementia. Journal of Gerontological Nursing32(4):18-25, 2006.

# 認知症の人にとってよい病棟での看護とは何ですか？

Answer

認知症の人にとってよい病棟での看護とは、入院生活における不安・困惑を最小限にし、持てる力を最大限に発揮できる環境に整えることです。そのためには、認知症の病態を踏まえた上で、言動の背景にある本人にとっての意味を考えることが重要です。また、当事者の視点に立ち、その人が適応可能な環境に意図的に整えることで、行動・心理症状の予防や減少、日常生活への混乱を最小限にすることにつながります。

## 本人中心のよい看護をするために…

### ❶認知症の原因となっている疾患の特徴を知ろう

まず、認知症の原因となっている疾患は何か、いつ、どこで診断されたのかを聴取しましょう。一言で認知症といっても、疾患によって治療もケアも、生活での工夫も違ってきます。疾患を知ることでどのような症状が出現しているのかや、これから出現する可能性のある症状を予測することができます（参照→Q5,6）。また、認知症の症状は、中核症状である認知機能障害と、それを基盤に身体的要因や環境要因、心理的要因などの影響を受けて出現する行動・心理症状の2つに大別されます。これらの要素を統合的にアセスメントすることが言動の意味を理解することにつながります。

### ❷性格傾向や生活歴の情報を収集しよう

以前、周囲の人や音に気を取られ食事に集中できない人がいました。他の患者さんから離れて1人で食事してもらうようにしましたが、それでも改善しませんでした。家族に本人の性格や生活歴を尋ねたところ、周囲の人にとても気遣いをする人であったことがわかりました。このような行動は一見すると、注意力散漫で集中できず、指示が入らないという問題行動と捉えがちですが、本人の性格や生活歴を知ることで、食事を介助するスタッフへの気遣いから生じた行動かもしれない、と推察できるようになります。

### ❸健康状態や気分状態も忘れずに

入院契機となった疾患やその他抱えている疾患についても着目しましょう。便秘、疼痛などの症状の有無はもちろん、難聴や視力低下の有無も確認が必要です。認知症の人の場合、身体的苦痛を適切に表現できない場合がありますので、病態のわずかな変化でも見逃さない緻密な観察力が必要です。

### ❹情報をもとに、周辺の環境を整えよう

情報収集ができたら、いよいよ実践です。認知症の人が、生活の中でどのようなことに不安や困惑、不自由を感じているのか、それはどんな周囲の関わり方や環境との関係で生

じているのか、当事者の視点に立って考え、その人が適応可能な環境をアセスメントし、ケアにつなげていきましょう。オーバーベッドテーブルに歯ブラシとコップ、ガーグルベースンを置いただけでは自分で歯磨きができなかった人が、洗面所に移動し歯ブラシとコップを手渡すとできたことがありました。もともとの生活の環境に近づけたことで状況判断が可能となり、持てる力を発揮することができたのです。

## 24時間穏やかな入院生活を送るには多職種連携が重要です

ここで、アルツハイマー型認知症の人の研究から発展したストレス刺激閾値漸次低下（PLST）モデル[1)]を紹介します。このモデルは、行動を「行動障害」「不安行動」「正常行動」の3つに分類し、認知症の人と環境との相互作用の観点から現象の捉え方を示しています。認知症の人は、進行につれてストレス閾値が低下します。ささいな刺激でも不安、困惑しやすくなり、ストレスが積み重なることで妄想や幻覚、攻撃的な行動が出現しやすくなります（図1）。また、1日の時間軸で眺めると、時間の経過とともにストレスが蓄積していくことや、一度行動障害が生じると穏やかな状態には戻りにくいことが示されています（図2）。私たちは認知症の人が穏やかな時間を過ごせるよう、入院生活の中で受けるストレス刺激ができる限り少なくするようなケアを行う必要があるのです。

入院生活は、治療や検査、リハビリなどさまざまな非日常的なイベントがあり、認知症の人が不安や困惑、不自由を感じやすい状況にあります。さらに、多くのスタッフが日々入れ代わり立ち代わり関わります。人が交代するたびに対応が変わってしまうと、認知症の人がパニックを引き起こす要因になりかねません。とはいえ、認知症看護は決して1人ではできません。認知症の人が穏やかな入院生活を送るためには、多職種も交えてケア・対応の統一を行い、その人が適応可能な環境へと意図的に整えていきましょう。

図1｜アルツハイマー型認知症および関連疾患のストレス刺激閾値漸次低下モデル

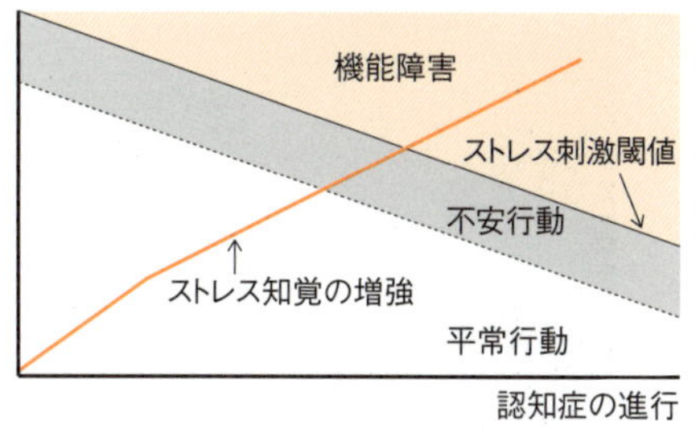


図2｜24時間のストレスの影響

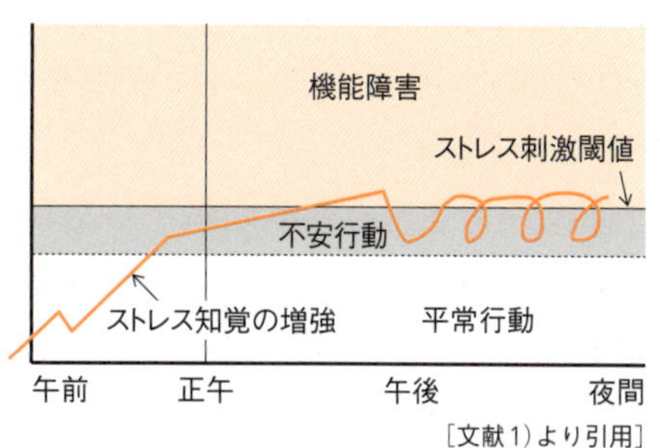


［文献1）より引用］

（吉田みのり）

引用・参考文献

1）Smith M, Hall GR, Gerdner L, et al.: Application of the progressively lowered stress threshold model across the continuum of care. Nursing Clinics of North America41(1): 57-81, 2006.

2）水野 裕：実践パーソン・センタード・ケア　認知症をもつ人たちの支援のために．p.34-40．ワールドプランニング，2011.

# 地域で認知症の人の生活を支えるスタッフはどのような病棟での看護を期待していますか？

**Answer**

認知症の人が体調を崩し急性期病院への入院が必要となったとき、それまで地域でその人の生活を支えていたスタッフは「入院生活でADLが低下しませんように」と願っています。多くの高齢者は、現在の心身の状況で何とか日常生活を送っているので、少しでもADLや認知機能が低下してしまうと元の生活に戻れなくなります。認知症の人がこれまでどのような在宅生活を送っていたのかを把握し、治療と並行して生活機能を維持するような病棟看護の実践を期待しています。

## うまくいかなかった事例を通して自身の看護について考えてみよう

### ❶ADLが低下し自宅退院困難となったAさん

88歳のAさんは、誤嚥性肺炎のため急性期病院に入院しました。入院前のADLは手すりや壁を伝いながらも歩行は自立、食事も普通食を摂取しており、認知機能は年相応の物忘れがある程度でした。入院後、誤嚥性肺炎の治療のため、経口摂取は中止され、点滴治療の後、経鼻経管栄養が開始となりました。

しばらくして面会に訪れたところ、経管カテーテルの自己抜去があったことを理由にミトンが装着されていました。治療が一段落したころには、刺激のない入院生活で精神機能も低下し、無気力・無関心・傾眠状態で寝たきりの生活となり、尿管カテーテルが留置され、喀痰吸引も必要な状況となりました。Aさんは高次脳機能障害の妻と2人暮らしであったため自宅退院は困難と判断され、療養型病院へ転院となりました。

### ❷身体拘束で生きる意欲が低下したBさん

92歳のBさんは、腸閉塞のため急性期病院に入院しました。入院前は認知症と診断はされていましたが、繰り返し説明することで理解は得られ、声かけや少しの支援で日常生活を送ることができていました。入院後、治療のため点滴・尿管カテーテル・胃管が留置され、同時にミトン・体幹抑制・4点柵の身体拘束が開始されました（写真）。面会時には「助けてくれ、動けない。連れて帰ってくれ」「こんなひどい

写真｜入院中のBさん

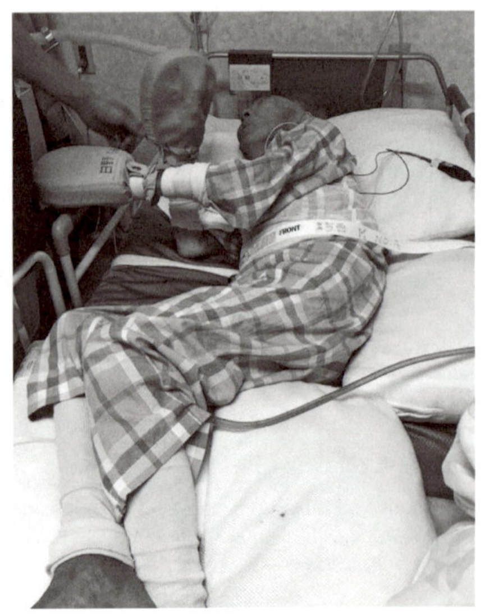

扱いをされるのなら死んだほうがましだ」と興奮気味に話してきました。本人の「帰りたい」という希望をかなえるため、地域のスタッフは自宅環境を整え退院準備をしていましたが、自宅に戻ることなく病院で最期を迎えました。

### ❸入院中の指導によって家族の不安が増強した結果、生活が一変したCさん

90歳のCさんは、心不全の増悪で急性期病院に入院しました。入院中は経鼻経管栄養をしていましたが、チューブを自己抜去してしまうためミトンを常時着用していました。

入院治療の甲斐あって退院が決まり、病棟ナースから家族に対して**①心不全が悪化しないためには水分量を厳密に管理すること、②経口摂取は誤嚥性肺炎のリスクが高いので止めること、③経鼻チューブを自己抜去するため自宅でもミトンの着用をすること**、といった退院後の生活に向けた指導が行われました。

退院後、自宅に訪れた地域のスタッフらは、入院前と一変した生活を強いられているCさんに戸惑い、身体拘束の中止に向けてデイサービスで嚥下機能を評価しながら経口摂取に向けたリハビリを開始しました。経口摂取量が安定し、経管栄養からの切り替えを家族に提案しましたが、「退院時に病棟ナースから誤嚥性肺炎や心不全の悪化のリスクがあるといわれたので経口摂取とするのは心配」といい、かたくなに拒否しました。

## 一般病棟の看護にもっと生活の視点を！

病棟ナースの皆さんは、日々、入院契機となった疾患の看護を一生懸命行っていることでしょう。これまでに紹介した事例も、皆さんの立場からすれば、治療が円滑に進むための看護であったのかもしれません。しかし、3人の生活は入院前と大きく変わってしまいました。果たしてこれは、防ぎようのないことでしょうか。治療が円滑であっても、生活機能を低下させてしまってはよい看護、退院支援とはいえません。生活機能を低下させる要因を医療者側がつくり出していないか、振り返ってみましょう。

入院による弊害には、ADLの低下、認知機能の低下、心肺機能・嚥下機能の低下、合併症の発生等があります（参照→Q2,7）。たしかに、認知症の人は突然の入院によって混乱を来し興奮や不穏が出現することがあります。**説明しても理解できない・認知機能の低下がある**、と安易に医療者らに判断され、**認知症ならば身体拘束・行動制限することが通例**となっている医療機関も見受けられます。

事例からも見て取れるように、身体拘束は人としての尊厳や、生きる意欲を奪います。また、ベッド上での生活を強いられることで心肺機能、嚥下機能、精神活動等の低下につながり、さまざまな合併症の発生リスクが高まります（参照→Q49, 50）。

入院は生活の一部です。認知症の人の尊厳を守り、個々のQOLを考えた看護実践が不可欠です。そのためには、地域で関わっているスタッフとの連携を密にし、個々の高齢者のこれまでの生活を知り、できる限り生活機能を低下させないようなケアを継続することが必要です。「認知症だから○○だ」と安易に決めつけず、その人のできること、できないことをアセスメントした上で排泄や摂食嚥下の自立を目指し、不必要な医療処置を減らしていくことが必要でしょう。

（柴田三奈子）

# 認知症とはどのような病気ですか？

Answer

認知症とは、正常に働いていた脳の機能が低下し、記憶や思考へ影響し日常生活を営む上で支障を来している状態を総称する言葉で、原因疾患は多岐にわたります。「認知症だから何を言っても理解できない、意思疎通は不可能」と安易に決めつけず、障害されている機能をアセスメントし、認知症の人の入院生活を支援することがナースには求められます。そのためにも病態の理解は重要です。

## 認知症は“病名”ではありません

### ▶認知症の定義

認知症とは、世界保健機関（WHO）の国際疾病分類第10版（ICD-10）によると、通常、慢性あるいは進行性の脳疾患によって生じ、記憶、思考、見当識、理解、計算、学習、言語、判断など多数の高次脳機能障害から成る症候群と定義されています。また、米国精神医学会による精神疾患の診断・統計マニュアル第5版（DSM-5）では、複雑性注意、実行機能、学習および記憶、言語、知覚—運動、社会的認知の６つの神経認知領域の中から１つ以上の認知領域で有意な低下が示され、複雑な手段的日常生活動作に援助を必要としている状態と定義されています。

認知症は病名ではなく、特有の症状を示す状態を総称する言葉です。頭痛や咳、熱がある場合に感冒症状というように、約束をしたこと自体を忘れる、段取りが悪くなる、言葉の意味がわからなくなる等を認知症症状といいます。認知症症状を来す疾患は数多くありますが、ここでは主要な4疾患の特徴について表にまとめました。

### ▶認知症の症状

認知症の症状は、認知機能障害（中核症状）と行動・心理症状に大別されます。

認知機能障害は、各疾患における脳の障害部位によって違いはありますが、認知症であれば必ず現れる症状です。認知症の人は、今までわかっていたこと、できていたことが進行とともに徐々にできなくなります。私たちが普段何気なく行っている洗濯や食事の準備、内服薬の管理などの手段的日常生活動作（IADL）の障害に始まり、進行するにつれ食事、排泄、入浴、睡眠などの日常生活動作（ADL）においても、手助けが必要になります。

一方、行動・心理症状は、認知機能障害を基盤として、その人の置かれている環境や人間関係、性格などが絡み合って起こります。適切なコミュニケーションが図れていない、適切なケアが提供されていないと、身体接触を認容できず、易刺激性、焦燥、興奮が増強し、暴言、暴力、拒絶など、介護への抵抗に発展することが多い[1]といわれています。

表｜主な認知症の疾患とその特徴

| 1. アルツハイマー型認知症（主な障害部位：側頭葉、頭頂葉） |
|---|
| ●同じことを何度もいう、探し物が多くなる近時記憶障害、自分が何をしていたのか忘れてしまうエピソード記憶障害が特徴的<br>●時間や場所、人物などがわからなくなる見当識障害や、内服薬の自己管理や料理など、以前は簡単にできたことができなくなる実行機能障害も生じやすい<br>●感覚機能は比較的保たれやすく、ナースが他患者の急変や処置で慌ただしくしていると、そっとその場から立ち去ろうとする行動が見られることがある |
| **2. レビー小体型認知症（主な障害部位：後頭葉）** |
| ●パーキンソン症状によって動作が緩慢となることや、自律神経障害によって便秘や立ちくらみ、失神などを起こすことがある<br>●小動物や子どもといった幻視や、壁の染みを虫と見間違えたりする錯視が現れる<br>●初期段階では記憶障害は目立たず、注意、実行機能、視空間認知の障害が目立つ<br>●症状の変動が激しく、安定している状態しか見てないと異変に気づきにくい |
| **3. 前頭側頭型認知症（主な障害部位：前頭葉、側頭葉）** |
| ●記憶や視空間認知は保たれていることが多い一方で実行機能障害は目立つ<br>●社会的に不適切な行動を取ったり、自分の欲求のまま動く脱抑制行動、共感や感情移入ができない、無関心、無気力となるなど、人格が変化したかのようになる<br>●特定の行為を繰り返したり、毎日同じ時間同じことをする常同行動も特徴的 |
| **4. 血管性認知症（障害部位によって症状が異なるため個人差が大きい）** |
| ●脳梗塞や脳出血、慢性硬膜下血腫などが誘因となって生じる<br>●前頭葉機能低下がしばしばみられ、実行機能障害や注意障害が生じたり、抑うつ的となることがある<br>●右脳が損傷されると半側空間無視などの空間認識障害、左脳の場合は失語や失認等の障害を生じやすい |

## 認知症と間違えられやすい病態

認知症と区別すべき病態として、加齢に伴う正常な認知機能低下、せん妄等の意識障害、うつ病（うつ状態含む）などがあります。せん妄やうつ病は早期に適切な治療がされることで症状の改善が期待できますので、ナースは鑑別の要点を理解する必要があります。

せん妄は、急性疾患や中毒、慢性疾患の進行に伴って比較的急激に発症します。発症の時期が明確に特定しやすいのが特徴です。注意集中困難や意識障害が起こり、日内変動が見られますが、要因を取り除くことで改善しやすく、しばしば可逆的です。うつ病は、動作・思考緩慢や集中困難、記憶力の低下が起こります。自己の機能低下を過大評価しがちで、能力低下を認識し悲観的となることや、心機的な訴えが特徴的です。

入院中に認知症とせん妄・うつ病の鑑別をすることは容易ではありません。しかし、私たちが異変に気づき、チーム内で情報を共有することで早期発見、介入につながります。家族や地域のスタッフからも以前の様子などを情報収集し、主治医や薬剤師、精神科医等と連携しましょう。

（山本 朝美）


**引用・参考文献**

1）高橋 智：認知症のBPSD．日本老年医学会雑誌 48(3)：195-204，2011．
2）日本神経学会監修：認知症疾患診療ガイドライン2017．[https://www.neurology-jp.org/guidelinem/nintisyo_2017.html]
3）水谷信子監修：最新老年看護学第3版．日本看護協会出版会，2019．

# 認知症の病態によってコミュニケーション方法は変わってくるのですか？

Answer

認知症は原因疾患により症状や経過が異なるため、病態によってコミュニケーションの方法や関わり方が変わります。認知症の進行や病態によっては、うまく言葉で伝えられない場合や、行動で気持ちを表現することがあります。行動や言葉を表面的に捉えず、表情やしぐさ、言葉の内容から文脈を読み取り推察して尋ねたり、端的に伝えるなど認知症の人の有する機能に合わせたコミュニケーションが必要です。

## 認知症の人のコミュニケーションの特徴とその対応

認知症の人は高齢であることが多いため、基本的な対応としては加齢に伴う視聴覚機能や注意力低下に配慮し、明るく静かな場所で正面から視線を合わせ、ゆっくりわかりやすい言葉で話すことを心がけましょう。

認知症の病名がわかっている場合は疾患の特徴を踏まえた対応をしますが、病名がわからない場合でも症状の特徴、話し方や内容で病名を推察することができます。

たとえば、言葉は流暢ですが数分前のことを忘れ、同じ言葉を繰り返す場合は、アルツハイマー型認知症のことが多いです。表情が乏しく小声で、しっかり話すときと疎通が図れないときがあり、同じ人かと思えるほど変動がある場合は、レビー小体型認知症の場合が多いです。また、意欲の低下や無関心により自ら行動することや話すことは少ないですが、理解力や判断力が比較的保てられている場合は血管性認知症のことが多いです。相手の言葉をオウム返しで応える、目に入った文字を1つひとつ読み上げる、検査や質問に考えずに答える場合は、高い確率で前頭側頭型認知症であることが多いです。

次に、4つの病態ごとのコミュニケーションの特徴とその対応について紹介します。病態の特徴（参照→Q5）を確認しながら理解を深めていきましょう。

### ❶アルツハイマー型認知症

新しいことを覚えるのが困難で、同じ話をしたり、聞いたりしますが、本人は毎回初めてのつもりですので、根気強い対応が必要です。記憶障害に対して言葉とともに物を見せる、紙に書くなど視覚的な活用により想起が可能な場合があります。このころに多い取り繕いは、否定や叱責はせず自己防衛反応と理解しましょう。

質問に対してすぐに返答できないときには、静かな環境で間を持ち考える時間をつくったり、出ない言葉を代弁して補ってみましょう。また、理解力や判断力の低下により、状況に合った受け答えが困難な場合は、「体調はどうですか」と抽象的な言葉は避けて「頭は痛くないですか」と具体的に返答しやすい問いかけをしましょう。

### ❷レビー小体型認知症

パーキンソン症状による影響で、表情が乏しく小声となり発語の明瞭度が低下します。理解力は保持されていますので、聞き取りやすく静かな環境で会話をしましょう。

レビー小体型認知症の人の認知機能は、まるでスイッチが入ったり切れたりする[1]かのように、時間帯や月単位で変動があります。調子がよいと、記憶や見当識、注意力が保たれているため、生活上の不具合や幻視内容を本人に確認できますが、調子が悪いと、反応が鈍く会話に一貫性がなくなりますので、状態を判断した上でコミュニケーションを図りましょう。幻視・妄想・誤認は詳細で非現実的な内容です。しかし、本人は幻視や妄想による違和感や恐怖を体験しているので、決して否定せず、幻視内容を尋ね、気持ちを理解する姿勢が大切です。幻視を一緒に確認する、錯視物を取り除く、振り払う動作で幻視が消える場合があります。

### ❸前頭側頭型認知症

質問に対して考えずに返答する「考え無精」、何を聞いても同じ語句を答える「滞続言語」、相手の言葉をオウム返しする行為は、ふざけた態度という印象を抱かれやすく、トラブルに発展しやすいです。本人に悪気はなく、かつ自制も困難なため、介護者が仲介し相手との距離を置く工夫が必要です。言葉による説明は混乱を招く場合があるため、動きや音など刺激の少ない場所で顔なじみの関係をつくり、1対1で絵や文字、ジェスチャーを駆使して非言語的コミュニケーションを活用することが効果的です。

### ❹血管性認知症

血管性認知症の症状は、脳梗塞や脳出血の起こった場所や大きさ、回数によって異なり、多様です[2]。左脳半球の脳梗塞や脳出血の場合は、失語になることが多く、右脳半球の場合は意欲の低下や無関心などの精神症状が出現することが多く見られます。ささいなことで涙ぐんだり、言葉がうまく発声できない、単語のみの会話となる場合があります。

基本的に対話は1対1で、病前性格や生活歴から訴えたい言葉を予測した問いかけをします。判断力や理解力は比較的保たれていることが多いため、根気強く本人のペースを守りながら行動を促すことが必要です。

＊

主な認知症の特徴と対応を紹介しましたが、他にも認知症の原因疾患はたくさんありますし、複数の原因疾患が合併している場合もあります。疾患特有の特徴があることを理解しつつ、日々の会話内容や話し方、表情や行動を通して、その人に合ったコミュニケーション方法を検討し、工夫していきましょう。

（三好 豊子）

引用・参考文献

1）池田 学：認知症－臨床の最前線．p.50．医歯薬出版，2012．
2）池田 学：認知症専門医が語る診断・治療・ケア．p.25．中央公論新社，2010．
3）池田 学：前掲書2）．p.130．

# 一般病棟に入院する認知症の人には どのような特徴がありますか？

Answer

高齢者のうち、特に認知症の人は急性疾患で救急搬送され、一般病棟に緊急入院となる確率が高い傾向にあります。一般病棟に入院する認知症の人は、誤嚥性肺炎や転倒、骨折、尿路感染といった急性疾患だけでなく、加齢に伴う生活習慣病が合併している割合も多く、複数の疾患を抱えています。そのため、認知症の経過も考慮しながらの急性疾患の対応と慢性疾患のコントロールが求められます。

## 認知症高齢者は急性疾患で一般病棟に緊急入院するケースが多い

現在、救急医療の場において65歳以上の高齢者の救急搬送率は全体の58.8％と半数以上を占めています。軽症だけでなく、入院が必要な中等症以上と診断される高齢傷病者も年々増加傾向となっており、人口の高齢化を上回る速度で増加しています[1)]。高齢傷病者の救急診療における課題は、加齢に伴う感覚機能低下、複数の身体疾患を有するといった身体的虚弱だけでなく、抑うつや認知症などの精神的虚弱、孤立など社会・心理的虚弱といった多面的な虚弱（フレイル）を根底に、入院加療での活動性の低下、環境が変化したことに適応できないことによるせん妄など好ましくない状況を引き起こすことです。実際、救急初療の現場において、軽症・中等症の高齢傷病者が帰宅可能な状態であっても、フレイルによって帰宅遅延や入院加療となる状況を筆者は多く経験しています。

公立基幹病院の救急外来で行われた調査では、受診時に認知症の申告があった人の救急搬送率は49%、救急外来受診後の緊急入院率は認知症の申告がなかった人の1.5倍でした。また、主な受診理由は転倒（23%）、発熱（15%）、動けなくなった（11%）、失神（10%）で、このうち認知症の申告がなかった人と比較して、転倒、動けなくなった、失神により受診する割合が高いことが明らかになりました。また、入院時診断として肺炎などの感染症が多くを占めており、入院後は高率に身体拘束がされ、転帰が転院となる事例が多いことも明らかになりました[2)]。

## 一般病棟に入院する認知症の人の疾患の特徴

### ▶認知症の人はそうでない人に比べ再入院するリスクが高い

一般病棟に入院する認知症の人を対象にした調査によると、認知症有病率が高かった疾患として誤嚥性肺炎、大腿部頸部骨折、尿路感染が挙がりました。救急外来からの受診有無にかかわらず、認知症がない人に比べて退院後30日以内に認知症の人が再入院するリスクは1.46倍となり、再入院に関連した疾患は、リスクの高い順から大腿部頸部骨折、腸疾患、脳梗塞、徐脈性不整脈でした[3]。この研究では、再入院と認知症の重症度との関連は検討されていません。筆者は、アルツハイマー型認知症、レビー小体型認知症、血管性認知症など、さまざまなタイプの認知症の臨床症状の違いや重症度も認知症の人の再入院の危険性と関連があるのではないかと考えています。今後、認知症のタイプや重症度を含めたさらなる検討が求められます。

### ▶加齢に伴う生活習慣病を合併している割合が高い

また、慢性疾患である高血圧、脂質異常症、糖尿病、喫煙、動脈硬化性疾患など加齢に伴う生活習慣病が合併している割合が高く、複数の疾患を抱えているケースもよくあります[4]。そのため、複数の診療機関や診療科を受診している認知症の人の中には、臨床的に必要以上の薬剤が処方されるポリファーマシーの状態となり、薬剤の副作用による弊害が起こっているケースがよくあります。

### ▶入院環境による混乱等から悪循環に陥りやすい

これら急性と慢性の複数の疾患を抱える状況に、認知症の中核症状である、記憶や見当識、理解力、遂行機能などの障害が加わり、さらになじみのない一般病棟での入院環境が混乱を招き、治療や安全管理そのものが本人の意に沿わない関わりとなることで認知症の行動・心理症状を引き起こします。その結果が、情報収集や診察、処置、安静指示が理解されない、拒否されるといった医療者の困難につながったり、病歴の不足、訴えの信頼性の低さから過剰もしくは過少な検査・治療、本人の意向が確認されないままの方針の決定といったことが起こり、悪循環に陥ることが考えられます。そのため、認知症の人の体験世界を推察し、身体疾患をはじめとした苦痛に関心を寄せた関わりを前提とし、早期の情報収集、生活の継続性や認知症の自然経過も考慮しながらの急性疾患の対応と慢性疾患のコントロールを行うことが求められています。

### ▶入院関連機能障害による弊害にも注意する必要がある

急性期治療を乗り越えたとしても入院関連機能障害への注意が必要です（参照→Q59）。虚弱な高齢者は急性疾患や入院合併症によって著しく機能低下し、回復過程を経ても従来の状態まで戻らないことが多くあります。原疾患によらない入院中の安静臥床が誘因とされており、70歳以上の高齢者の30～40％が発症します。この入院関連機能障害は「老年症候群」の1つでもあります[5]。このような問題から転院や退院の際に継続療養先とのミスマッチが起こり、入院期間の長期化や、さらなるフレイルの悪循環が引き起こされ、救急医療機関の退院時の課題としての「出口問題」が生じています。　（古谷 和紀）

引用・参考文献

1）総務省消防庁ホームページ：平成30年版 救急・救助の現況．[https://www.fdma.go.jp/publication/rescue/post7.html]
2）樫山鉄矢，西田賢司，齋藤正彦：認知症患者における身体救急の現状と課題．老年精神医学雑誌27(4)：399-405，2016．
3）Sakata N, Okumura Y, Fushimi K, et al.: Dementia and Risk of 30-Day Readmission in Older Adults After Discharge from Acute Care Hospitals. Journal of the American Geriatrics Society66(5):871-878, 2018.
4）内門大丈：認知症患者の日常身体管理．老年精神医学雑誌27(4)：390-398，2016．
5）Covinsky KE, Pierluissi E, Johnston CB, et al.: Hospitalization-Associated Disability "She Was Probably Able to Ambulate, but I'm Not Sure". JAMA 306(16):1782-1793,2011.

# Q8 地域包括ケアシステムとは何ですか？

**Answer** 地域包括ケアシステムとは、「住まい」を中心として医療・介護・予防・生活支援が一体となった在住地域の包括的な支援・サービス提供体制のことです。国は、高齢者の尊厳の保持と自立生活の支援の目的の下で、可能な限り住み慣れた地域で自分らしい暮らしを人生の最後まで続けることができるよう、地域包括ケアシステムの構築を推進しています。

## 地域包括ケアシステムが必要とされた背景

日本では、諸外国に例を見ないスピードで高齢化が進行しています。65歳以上の人口は2025年には3,657万人まで増加[1]し、高齢化率は30％を超え、国民の3人に1人が65歳以上、5人に1人が75歳以上となることが予測されています。

少子化や核家族化による高齢者単独世帯や高齢者夫婦のみの世帯の増加に、介護職の不足なども相まって、家族や介護保険などの公的なサービスだけでは増え続ける高齢者を支えきれず、在住地域が一体となって高齢者を支えるシステムが必要になりました。可能な限り住み慣れた地域で、自分らしい暮らしを人生の最後まで続けることを実現するためには、医療や介護を在住地域へ移行し、予防・生活支援も合わせて地域全体が一体となって、高齢者を支えるシステムを構築することが重要です。なお、地域包括ケアシステムの構築の対象は高齢者に限定しないことが提起されています[2]。

## 地域包括ケアシステムの構成要素

地域包括ケアシステムの構成要素は植木鉢[3]にたとえられます（図）。まず、皿には「本人の選択と本人・家族の心構え」と書かれており、もし介護が必要になったときに、本人・家族がどのような生活を望み、何を選択していくのかしっかりと考え、その心構えを持つことがこのシステムの土台になることを表しています。その上には「住まいと住まい方」が鉢に書かれています。地域包括ケアシステムは「住まい」が生活の基盤として確保されていることが前提です。土にたとえられている「介護予防」は、高齢者の社会参加や自ら取り組む介護予防活動を、「生活支援」は、フォーマルなサービスだけでなく近隣住民の支えなど、幅広くインフォーマルな支援も含んでいます。葉にたとえられている「医療・看護」、「介護・リハビリテーション」、「保健・

図｜地域包括ケアシステムの植木鉢

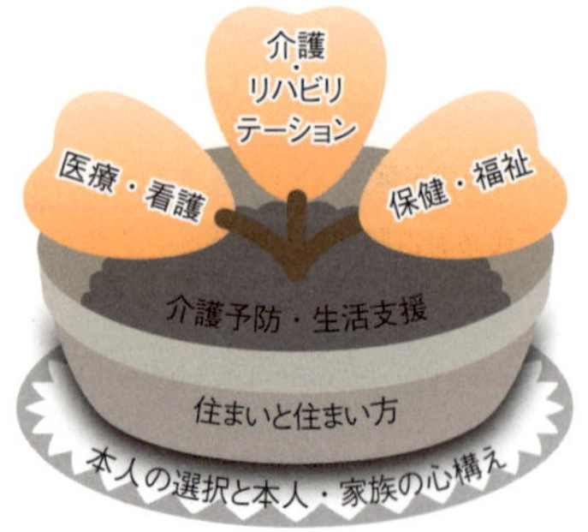


［文献3）より引用］

福祉」は専門職によって提供されるサービスですが、皿、植木鉢、土があってこそ成り立つものとして描かれています。また、今後の介護需要の増加に備え、この葉を大きく広げなければならないという意味が込められています。植木鉢図は進化しており、たとえば「本人の選択と本人・家族の心構え」はかつて「本人・家族の選択と心構え」でした。この変更は「本人の選択が優先される」ことを明確に表現しています[2]。

## 地域包括ケアシステムにおける病院ナースの役割と課題

地域包括ケアシステムは、そこに住まう人々にとって、医療や介護、予防・生活支援が一体的に提供されることが重要です。よってシステムを構築する要素やそれを提供する専門職や団体は別であっても、1人の住民を中心に置き、そこからシステムを眺めると、全ての要素はつながっており、一貫したアセスメントやプランが存在しているはずです[4]。

それでは、病院やそこで働くナースはどのような立場でしょうか。地域包括ケアシステムとは少し離れた位置にあって、住民が病気になったときに治療や看護をしてシステムに戻す役割でしょうか。決してそうではありません。病院も地域の中にあり、医療・看護として地域包括ケアシステムを担う重要な要素の1つです。外来患者さんや入院患者さんはもともといた生活の場から来て、医療や看護を受けて、またそこへ戻っていきます。

病院のナースが認知症の人を地域に住まう生活者として捉え、疾患や障害が退院後の生活に与える影響を鑑みて、今病院でできることを考え、実行することで結果的に地域包括ケアシステムを担うことにつながります。そんなことは頭ではわかっているけど実際は難しいと思う人もいるかもしれませんが、「この人の担当ケアマネジャーは退院時カンファレンスで相談をした○○さん」といった認知症の人の退院後の生活を支える専門職と顔の見える関係を築いておくことや、「認知症だけど声をかければ服薬できていたようだから入院中も本人に管理してもらおう」と少しでも自宅での生活を意識するだけで、視野の広い看護ができることでしょう。

まずは、地域の特性や行われているサービスを知り、病院やそこで働くナースが一体的につながっていること、地域包括ケアシステムの一端を担っていることを理解することが重要です。

（久保田正和）


引用・参考文献

1）厚生労働省：今後の高齢者人口の見通しについて．
［https://www.mhlw.go.jp/seisakunitsuite/bunya/hukushi_kaigo/kaigo_koureisha/chiiki-houkatsu/dl/link1-1.pdf］
2）二木 立：地域包括ケアと福祉改革．p.27-30．勁草書房，2017．
3）三菱UFJリサーチ&コンサルティング：地域包括ケア研究会　地域包括ケアシステムと地域マネジメント（地域包括ケアシステム構築に向けた制度及びサービスのあり方に関する研究事業）．平成27年度厚生労働省老人保健健康増進等事業，2016．
4）篠田道子編：ナースのための退院支援・調整 第2版．p.8-9．日本看護協会出版会，2017．
5）厚生労働省：地域包括ケアシステムの実現へ向けて．
［https://www.mhlw.go.jp/stf/seisakunitsuite/bunya/hukushi_kaigo/kaigo_koureisha/chiiki-houkatsu/］

# Q9 認知症の人の地域包括ケアシステムとはどのようなものですか？

**Answer** 認知症の人の地域包括ケアシステムは、認知症施策推進大綱によって示されています。一般病棟のナースは、認知症の人ができる限り住み慣れた地域のよい環境で自分らしく暮らし続けることができる社会にするために、認知症の人やその家族の視点を重視しながら、認知症の容態に応じた適時・適切な医療・介護等の提供や、認知症の人の介護者への支援を行う役割が求められます。また、地域づくりの担い手としても期待されるところです。

認知症の人の地域包括ケアシステムは、認知症施策推進大綱によって示されています。「認知症の人が、できる限り住み慣れた地域のよい環境で自分らしく暮らし続けることができる社会を目指す」ことを目的とし、5つの柱で構成されています（参照→Q69）。地域で暮らす認知症の人を切れ目なく包括的にケアするには、ナースにも認知症は誰もがなりうる一般的な病気であると理解し、生活者としての認知症の人を支え、さまざまな人とつながりを持ち、地域づくりに貢献することが求められています。その際、認知症の人やその家族の視点に立つことが重要です。

## 「認知症の人やその家族の視点」の重視とは

筆者が相談役として関わっている家族の会や相談の中では、病院の対応に疑問が投げか

図｜認知症の人の家族の声

最近まで就労しており、日常生活でも大きな混乱はなかったにもかかわらず、幻視の訴えがあることを理由に、一般病棟のナースでは対応できないと入院を断られました。

「入院中くらいは家族もゆっくりしてくださいね」と声をかけてくれる人もいますが、24時間家族が付き添うのが当たり前になっているので、1日も早く退院してもらわなければ家族の身が持たないと感じました。

自宅では1時間以上、全面的に介助しながら食事をしていましたが、病院だと30分で下膳に回ってくるので時間不足で満足に食べられないのではと思い、毎回家族が付き添い、介助しました。

検査や治療を受ける時、いわれていることが理解できず、指示に従えず叱られている光景を度々目にしました。処置時は、複数のスタッフで暴れないように抑えながら行われることがありました。本人の気持ちが理解されていないように感じ、悔しかったです。

身体に触れられると振り払うことがあるので、看護ケアを行う前にしっかりと声をかけてもらいたいと思いましたが、忙しそうにしているので、無理なお願いと諦めました。

家族として、認知症であっても、1人の人間として、1人の社会人として尊重してほしいといつも願っています。

けられることがあります。家族の声をいくつか紹介します（図）。皆さんの中には、この声を聞いて戸惑う人もいるかもしれません。「学校では食事にあまり時間をかけたら疲労がかかると習ったし…」、「諦めないで言ってくれればいいのに…」と感じる人もいることでしょう。認知症の人や家族は苦悩しながら日々の生活を送っていることが多いことを理解した上で、相互にコミュニケーションを図りながら援助を行いましょう。そうすることできっと認知症の人も家族も満足のいく入院生活となることでしょう。

## 白衣を脱いで「まち」に出てみよう

### ▶地域で認知症とともに生きている本人とその家族の暮らしに触れてみよう

認知症の人やその家族の視点を理解するためには、入院中のケアを行う認知症の人の家や地域での暮らしに触れることが一番の近道です。しかし、短い入院期間の中でそのような機会を設けることは難しいことでしょう。認知症カフェや当事者会、家族会では、認知症に関心がある人の参加を受け入れているところもあります。地域の広報誌や、掲示板などに開催の案内が掲載されていることが多いので、一度目を通し、参加して認知症の人や家族の声を直接聴いてみましょう。中には、家庭訪問をして、家での暮らしに触れてほしいと望んでいる家族もいます。全人的看護、患者に寄り添う看護の本当の意味を地域で暮らす認知症の人や家族が教えてくれます。

### ▶「看護」を「まち」でつくろう

地域包括ケアシステムは、まちづくりでもあります。認知症施策推進大綱でも地域共生社会に向けた取り組みを進めることを柱にしています。そのためには、医療機関、警察、店舗、交通機関、地域住民等がアイデアを出し合う連携や交わりが大切です。そして、それぞれの部署でさらに検討を重ねることで新たな取り組みが生まれるのです。ナースも力量が発揮できる交わりの場を見いだし、地域貢献をしてほしいところです。

たとえば、筆者は認知症にやさしい図書館づくりに参画しています。図書館には、認知症のことを調べたいという人や認知症の人自身が訪れます。ナースはまちの保健室を図書館で行うことや、図書館司書の相談に対応することもできます。このような活動は、看護のやりがい感を高めることでしょう。

### ▶「まち」の資源を病院に取り込もう

最近では一般病棟においても、認知症の人やせん妄状態の人の生活リズムを整えるためのケアが院内デイケアなどの名称で行われるようになってきました。その運営に、地域の傾聴ボランティアや認知症サポーターを活用していきましょう。たとえば外来の待ち時間を利用できるならば、不穏に陥りやすい人であっても落ち着いて待ち時間を過ごすことができるでしょう。病棟ナースの皆さんが院内の運営に直接的に介入していくことは難しいかもしれません。しかし、このような提案を先輩スタッフや管理者にしていくことで、病院内の体制や仕組みが変化していくきっかけにもなるでしょう。期待しています。

（清水美代子）

# 認知症の人の住まいにはどのようなものがありますか？

**Answer** 認知症の人を含む高齢者の住まいには、自宅の他にもサービス付き高齢者向け住宅、有料老人ホーム、グループホームなど、さまざまなタイプがあり、住まいの種類によって提供されるサービスも異なります。病棟ナースとしてそれぞれの住まいの特徴を知り、認知症の人に適した環境を準備できるように地域のスタッフと連携し検討していきましょう。

## 認知症の人の住まいの選択肢となるさまざまな住まい

地域包括ケアシステムでは「住まい」が中心に位置づけられており（参照→Q8）、生活の基盤として適切な住まいを確保することが重要視されています。認知症の人を含む高齢者の住まいには自宅以外にもさまざまなものがあり、最近では「高齢者向け住まい・施設」とまとめて取り扱われることがあります。「高齢者向け住まい・施設」は、生活支援サービスが提供される「住宅系」と、24時間体制で介護サービスも提供される「施設系」の住まいに分類されることがあり、住まいの種類によって提供されるサービスが異なります（図）。認知症の人にとってさまざまな住まいの選択肢がある一方で、その多様性や複雑さから退院先の住まいを選択する際に混乱を生じやすいことが課題になるといえます。

認知症の人の住まいの選択肢となる「高齢者向け住まい・施設」にどのような種類や特徴の詳細を表1に整理しました。まずはそれぞれの住まいの制度的な特徴を理解し、認知症の人の状態やニーズに合った住まいについて検討していきましょう。ここでは、特に近

図｜サービス提供方法のちがいによる住まいの分類

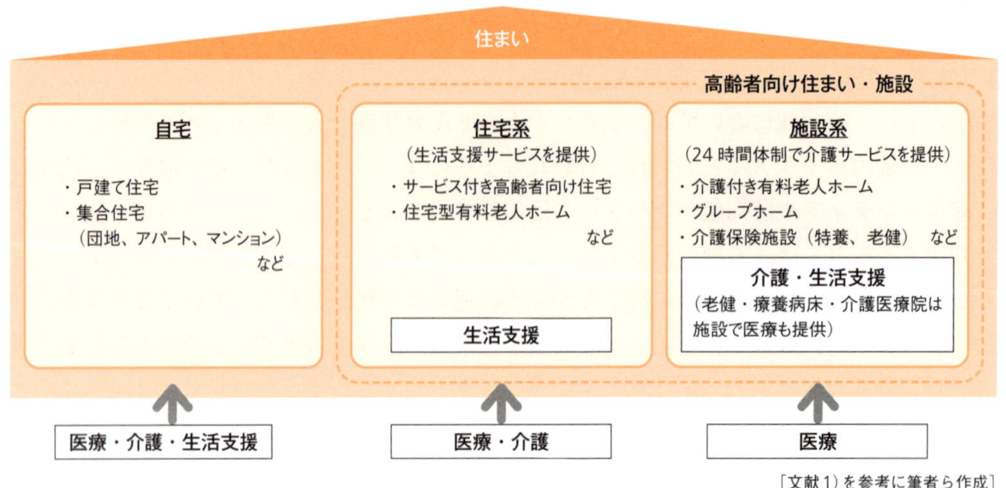


［文献1）を参考に筆者ら作成］

**表1｜高齢者向け住まい・施設の特徴（2019年8月時点）**

| | | | | 特徴 | 入居者の状態像 | 利用できる介護保険※1 | 費用負担 |
|---|---|---|---|---|---|---|---|
| 介護保険給付対象住まい・施設 | 介護保険施設 | 介護老人福祉施設（特別養護老人ホーム） | | 常に介護が必要で在宅生活の困難な人に対し、日常生活上の世話、機能訓練、看護などのサービスを受けながら生活する施設。個室やユニットケアを取り入れ、在宅に近い居住環境で生活できる施設もある。 | 原則要介護3以上と規定 | 施設 | 低～中 |
| | | 介護老人保健施設（老健） | | 医学的な管理のもと、看護、機能訓練、日常生活上の世話などのサービスを受けながら在宅復帰を目指す施設。特別養護老人ホームに比べて医療ケアが充実している。病院から自宅に戻る間の橋渡しをする位置づけの施設だが、自宅に戻れず長期にわたり入居する人も増えている。 | 要介護1以上と規定 | | |
| | | 介護療養型老人保健施設（新型老健） | | 入院するほど重症ではないが、痰の吸引や経管栄養など常時必要な一定の医療的ケアと比較的手厚い介護を要する高齢者のための施設。老健と療養病床の間の性格を持つ。2008年5月に創設された。 | | | |
| | | 介護療養型医療施設（介護療養病床） | | 病状が安定期にある長期療養患者で、介護及び医学的な管理が必要な人のための施設。病院のため、医療ケアが手厚くなっている。2023年度末廃止予定。 | | | |
| | | 介護医療院 | Ⅰ型 | 長期的な医療と介護のニーズを併せ持つ要介護者に対し、長期療養のための医療と日常生活の世話を一体的に提供する施設。介護療養病床からの転換先として、2018年4月に創設された。<br>◆Ⅰ型：介護療養病床（療養機能強化型）相当サービス。重篤な身体疾患を有する者や、身体合併症を有する認知症高齢者などを対象とする。<br>◆Ⅱ型：介護老人保健施設相当以上のサービス。Ⅰ型と比べて比較的容体が安定した人を対象とする。 | | | |
| | | | Ⅱ型 | | | | |
| | 認知症対応型共同生活介護（グループホーム） | | | 認知症のため介護を必要とする人（原因疾患が急性状態にある人を除く）が、少人数で共同生活するための住居。家庭に近い環境の中、食事、入浴、排泄等の介護や機能訓練が行われる。有料老人ホームに比べると低価格で、地域交流やレクリエーションが充実しているところが多い。 | 要支援2以上と規定 | 認知 | 中 |
| 主として福祉行政が所管する住まい | 養護老人ホーム※2 | | | 生活環境や経済的に困窮した高齢者を養護し、社会復帰させる施設。2006年度より、入所者が介護保険の居宅サービスを利用可能となった。 | 概ね自立～軽度要介護 | 通所・訪問または特定 | 低～中 |
| | 軽費老人ホーム | A型：食事提供あり<br>B型：自炊タイプ | | 身体機能の低下等により自立した生活を営むことについて不安であると認められる低所得高齢者のための住居。比較的低額な料金で入居でき、食事や生活支援サービスを受けられる。<br>ケアハウスの「自立型」は見守りや生活援助が中心で、「介護型」では、さらに入浴・食事の介護、機能訓練や医療ケアのサービスも受けられる。<br>A・B型は、2008年6月以降に新規建設が廃止となり、ケアハウスに統一されている。 | 概ね自立～軽度要支援 | 通所・訪問 | |
| | | ケアハウス | 自立型（一般型） | | | | |
| | | | 介護型※2 | | 概ね要介護1以上 | 特定 | |
| | 有料老人ホーム | 介護付き※2 | | 「特定施設入居者生活介護（一般型または外部サービス利用型）」の指定を受けた有料老人ホームで、ホーム内で介護サービスが受けられる。ほとんどが一般型であるが、外部業者が入ることが少なくホームの体制が入居者の生活の質を左右するため留意が必要。入居時の要件は、入居時自立、入居時要介護1以上、その両方を対象とし受け入れているところに分けられる。リハビリやレクリエーションが充実しており、認知症ケアや看取りに対応するところも多い。住宅型に比べ費用がやや割高になるが、24時間体制で必要な介護を受けることができるので、終の棲家として選ぶ人が増えてきている。 | 自立～要介護※3 | 特定 | 中～高 |
| | | 住宅型 | | 自立から要介護状態の高齢者を幅広く受け入れている。生活支援サービスや緊急時の対応、レクリエーションが受けられ、介護が必要な場合は、外部サービスを利用しながら生活することができる。介護付き有料老人ホームと同等のサービスを受けられるところも増えてきたが、看護体制はさまざまで、医療依存度が高くなると退去を求められる場合もある。 | | 通所・訪問 | |
| | | 健康型 | | 自立した生活ができる高齢者を対象とし、食事などのサービスを提供する高齢者向けの施設。ほとんどの家事を施設スタッフに依頼でき、図書室やスポーツジム、シアタールームなどの設備、イベントなどが充実しているホームが多い。介護が必要となったときは退去を求められる場合が多いが、提携している介護付き有料老人ホームに住み替えられることもある。 | 自立～要支援※3 | | |
| 主として住宅行政が所管する住まい | サービス付き高齢者向け住宅※2 | | | 見守り（安否確認）、生活相談サービスがついた、バリアフリー仕様の高齢者向け賃貸住宅。「一般型」と「介護型」の2タイプがある。特定施設の指定を受けている「介護型」では、介護付き有料老人ホームと同様に、サ高住スタッフから介護サービスを受けることができる。主に民間企業が運営しており、サービス提供内容はさまざまで質ともに差はあるが、医療面でも安心してサービスが受けられるような体制を整えているところは多い。 | 自立～要介護※3 | 通所・訪問または特定 | 中 |
| | 高齢者向け地域優良賃貸住宅（民間賃貸住宅等） | | | 民間の土地所有者等により建設された、バリアフリー仕様や緊急通報装置の設置など一定の整備基準を満たした賃貸住宅。入居には所得制限があり、家賃減額補助も設けられている。 | 基本自立～要介護 | 通所・訪問 | 低 |
| | シルバーハウジング（公的賃貸住宅） | | | 単身世帯・高齢者向けの公営のバリアフリー住宅で、安否確認、生活相談、緊急時対応をするライフサポートアドバイザーが配置されている。入居には所得制限があり、自立した生活が営める健康状態であることが求められる。介護が必要になった場合は、自宅と同じように個人で介護サービス事業者と契約する。 | | | |

※1. 利用できる介護保険
・施設：施設サービス　　・認知：認知症対応型共同生活介護サービス
・特定：特定施設入所者生活介護サービス　　・通所・訪問：通所介護・訪問介護などの居宅サービス
※2. 特定施設：定員が30人以上の施設で、都道府県から居宅サービスの1つである「特定施設入居者生活介護」の事業指定を受けた施設
※3. 施設の種別や方針により異なる

年増加している有料老人ホームとサービス付き高齢者住宅（サ高住）、認知症対応型共同生活介護（グループホーム）、そして2018年度に新設された介護医療院を取り上げて説明します。

### ▶有料老人ホーム

民間企業が中心となり運営する高齢者のための住居です。老人福祉法では、届出の有無にかかわらず、高齢者を入居させ、その高齢者に対して「入浴、排泄又は食事の介護」、「食事の提供」、「洗濯、掃除等の家事」または「健康管理」の少なくとも1つのサービスを供与する施設として定義されています。特定施設入居者生活介護の指定を受けた「介護付き」、食事や見守り等のサービスがついている「住宅型」、そして自立した高齢者を対象とした「健康型」の3種類があります。介護付きでは、認知症ケアや看取りに積極的に取り組むところもあり、他に比べて費用が割高ですが、終の棲家として選ぶ人が増えてきています。住宅型でも、介護が必要となった場合は、入居者自身が外部の介護サービス事業者と契約しサービスを利用することでホームでの生活を継続することができます。

### ▶サービス付き高齢者住宅

高齢者単身・夫婦世帯等が安心して居住できるバリアフリー構造の賃貸住宅です。2011年に、国土交通省と厚生労働省が所管する「高齢者の居住の確保に関する法律（高齢者住まい法）」の改正により登録制度が創設されました。サ高住が必ず提供しなければならないサービスは、「安否確認」「生活相談」のみで、その他の食事、入浴、排泄等の介護、買い物代行、病院への送り迎え等の生活支援などのサービスが提供されるかどうかは、運営会社によって異なります。「サービス付き」高齢者向け住宅といっても、一体的な介護サービスの提供が確約されているわけではないという点は注意が必要です。ただし、特定施設の指定を受けた「介護型」では、有料老人ホームと同じように、定額で食事・入浴・排泄などの身体介助や生活介助を受けることができます。

### ▶認知症対応型共同生活介護（グループホーム）

地域密着型サービスの1つで、認知症の人が少人数で共同生活をする住居です。食事、入浴、排泄等の介護などの日常生活上の世話や機能訓練が行われます。1ユニットの定員は5人以上9人以下（原則2ユニットまで）と規模が小さく、愛着のある家具を持ち込むこともできるため、家庭的な雰囲気の中で過ごせます。また、認知症ケアの経験が十分にある職員も多く、入居者は職員と一緒に残存機能を活かして食事の支度や掃除など家事全般を行っています。職員や入居者同士が顔なじみになりやすいため、認知症の人にとっては、環境の変化による戸惑いが少なく穏やかな生活を送ることができるといわれています。

### ▶介護医療院

医療の必要な要介護者の長期療養・生活施設です。2017年度末に廃止された介護療養病床に変わり、2018年4月より創設された介護保険施設で、医療法上の医療提供施設です。施設形態は、介護療養病床（療養機能強化型）相当のサービス（Ⅰ型）、介護老人保健施設相当以上のサービス（Ⅱ型）に大別されます。いずれも医師・看護師・介護職員等が配置されており、療養上の管理、看護・医学的管理下における介護、機能訓練、必要な医療を提供しています。身体合併症を有する認知症高齢者は、Ⅰ型の入居基準に該当します。

## 認知症の人にとっての最適な環境と病棟ナースの役割

住まいは「自宅」、「高齢者向け住まい・施設」を問わず、その人が持てる生活機能を最大限に引き出す暮らしの場でなければなりません[2)]。したがって病棟ナースは、入院前の状況と入院中の心身の状態から退院後の生活を予測し、認知症の人が「持てる力」を発揮しやすくなる環境を退院先として選択できるように支援することが重要となります。コーヘンとワイズマンは、あらゆる場面において家庭的な環境を保ち続けることの重要性を述べ、本当の意味での家庭的（ホーム）な環境は、1人ひとりが個性的な環境をもち、それをコントロールする手段を持つことによって作り出されるものであるとしています[3)]。加えて、認知症の人にとって好ましい住まいには、表2に示す「物理的環境」「社会的環境」「運営的環境」の3つの側面が整っていることが重要です。

表2｜認知症の人が暮らす環境の3側面

| | |
|---|---|
| 物理的環境 | ●建築物や設備、置物<br>●部屋のレイアウト<br>●屋外や近隣環境 |
| 社会的環境 | ●家族、友人、施設の同居者、社会とのつながり<br>●サービス提供者の関わり<br>●生活支援<br>●社会や関わる人々が抱く意識や態度 |
| 運営的環境 | ●ケア方針、運営方針<br>●介護サービスの提供体制<br>●人員配置<br>●スタッフ教育<br>●物理・社会的環境を整備するための経済的支援 |

［文献2, 3）を参考に筆者ら作成］

病棟ナースとして住まいの制度的な特徴を理解した上で、認知症の人にとって物理的にも社会的にも運営的にも整った住環境であるかを意識し、その人が安心して生活できる住まいを選択できるように支援しましょう。また、その際には入退院支援部門や地域のスタッフとの情報共有・連携を積極的に行いましょう（参照→Q56）。　（真志田祐理子・深堀浩樹）

引用・参考文献

1）井上由紀子：地域包括ケアシステムにおける高齢者の住まいの考え方．保健医療科学61（2）：119-124，2012.
2）中島紀惠子監修：認知症の人びとの看護 第3版．医歯薬出版．p.138-143，2017.
3）ユリエル・コーヘン，ジェラルド・D・ワイズマン著，岡田威海監訳，浜崎裕子訳：老人性痴呆症のための環境デザイン－症状緩和と介護をたすける生活空間づくりの指針と手法．p.20-22．彰国社，1995.
4）公益社団法人全国有料老人ホーム協会：高齢者向け住まいを選ぶ前に 消費者向けガイドブック．［https://www.yurokyo.or.jp/kakodata/news/pdf/20121001_01.pdf］
5）厚生労働省：第102回社会保障審議会介護給付費分科会資料 資料1 認知症への対応について，資料2 高齢者向け住まいについて．［https://www.mhlw.go.jp/stf/shingi/0000048003.html］
6）公益社団法人全国有料老人ホーム協会：有料老人ホームの基礎知識（最新版）．［https://user.yurokyo.org/event/event000055/］
7）国土交通省：第2回サービス付き高齢者向け住宅に関する懇談会 配布資料 資料1～資料3．［http://www.mlit.go.jp/jutakukentiku/house/jutakukentiku_house_tk7_000020.html］
8）厚生労働省：介護医療院について 介護医療院の概要．［https://www.mhlw.go.jp/stf/seisakunitsuite/bunya/0000196478.html］

# 認知症の人の生活を支える人たちはどのような人たちですか？

Answer

認知症の人の地域包括ケアを進めるためには、フォーマル、インフォーマルの両面から地域資源のネットワーク化や連携を進めることが大切です。その中で、常にナースは、病状の進行度や家族の介護力も鑑みて退院後の生活をイメージし、どのような支援が必要かを見極め、つないでいける立場にあります。その手がかりになるのが、全国の自治体ごとにつくられている「認知症ケアパス」です。

## 認知症ケアパスを通して地域のサポートや支える人たちを知ろう

都道府県や市区町村には、認知症ケアパスといって、認知症の状態（症状）に合わせた生活の目安、自治体の相談窓口、利用できる医療機関や施設、連携する仕組みをわかりやすく記したパンフレットやシートがあります。自治体によって、認知症ガイドブック、認知症あんしんガイドといった名称でつくられています（参照→Q12）。

ここでは、認知症の人の生活を支えるサポートの概要とそれに関連する人を紹介します。

### ▶フォーマルサポート

地域資源のうち、フォーマルなサポートには、行政サービスや介護保険制度によるサービス、医療や福祉の専門職（表）によるサービスがあります。本人や家族が問題を抱え込んだり、地域で孤立したりしないように、「ここに相談できる」「相談してよかった」といえる身近な相談先が必要です。こうした総合相談窓口は、地域包括支援センターが行っています。介護保険サービスを受けている場合は、ケアマネジャーも担います。

また、認知症の診療は、一般的に精神科、心療内科、神経内科、脳外科等で行われます。近年では“物忘れ外来”を開設する病院も増えています。「認知症かも？」と感じたらまずは主治医（かかりつけ医）に相談しましょう。認知症専門医がいる病院などを紹介してくれます。

### ▶インフォーマルサポート

インフォーマルサポートには、NPO法人やボランティアが行う家事援助や病院への移送サービス等から、職場や趣味仲間、スーパーや銀行など、普通の暮らしの中で出会う人たちのサポートまで、認知症の人が100人いれば100通りあります（参照→Q71-73）。ある若年性認知症の人は、「同級生の存在が心強い。本当に心強いんです」と語ってくれました。温泉に行くのに着替えができないと同級生に話したところ、同行してくれ、毎年チャレンジするのを楽しみにしていたマラソン大会でも、道に迷わないように一緒に走ってくれたというのです。

表｜認知症の人の生活を支える人たち

| 主にフォーマルサポートを担う人たち | |
|---|---|
| 相談 | **ケアマネジャー（介護支援専門員）**：要介護認定を受け介護保険サービスを利用する人や、家族の相談に応じます。ケアプランを立て、関係機関との連絡調整を行います。<br>**社会福祉士**：身体障害者や精神障害者、生活困難者等に対して福祉や医療に関する相談援助を行います。病院では「医療ソーシャルワーカー」、老人福祉施設では「生活相談員」と呼ばれます。<br>**精神保健福祉士**：精神面の障害や疾患を抱える人にサポートを行います。病院では入院中の患者さんの退院支援、就労支援事業所では若年性認知症の人のサポートを行います。<br>**保健師**：保健所や保健センター等の行政や企業、学校等において、乳幼児から高齢者までの全ての人を対象として活動し、家庭訪問も行います。行政保健師は、認知症を含め精神保健福祉の相談や長期にわたって精神科病院に入院している患者さんの退院促進も行っています。<br>**認知症地域支援推進員**：認知症の人の状態に応じて必要なサービスが適切に提供されるようにする新しい職種で、市区町村に配置されています。認知症ケアパスの作成、活用の推進、地域の見守り体制の構築も支援します。 |
| 医療・介護等 | **かかりつけ医**：日本医師会では「なんでも相談できる上、最新の医療情報を熟知して、必要なときには専門医、専門医療機関を紹介でき、身近で頼りになる地域医療、保健、福祉を担う総合的な能力を有する医師」と位置づけています。<br>**認知症専門医**：日本認知症学会または老年精神医学会の会員のうち、認知症の診療について豊富な知識や経験を持ち専門の学会の審査に合格した医師です。専門医リストはウェブサイトから確認できます。<br>**歯科医師**：認知症になると口腔機能の管理がおろそかになりがちですが近年、通院や治療が困難な人向けに訪問診療等を行う歯科医院が増えています。<br>**薬剤師**：薬を自宅に持参して、服薬管理(飲み忘れ・飲み合わせ)を行ったり、薬の副作用や重複服薬による病状の変化などにも対応します。<br>**理学療法士（PT）**：寝返る、起き上がる、立ち上がる、歩くなど、日常生活で必要な基本動作ができるようにサポートします。認知症の人への基本的動作能力の維持は大切です。<br>**作業療法士（OT）**：日常生活動作や、手工芸、園芸などの作業活動を通してリハビリテーションを行います。認知症の人に対しては、残存する生活行為が継続でき、自己有効感が得られるようサポートします。<br>**言語聴覚士（ST）**：言語聴覚障害（うまく話せない、話の内容が理解できない、文字が読めない等）、音声障害（上手く声が出せない、話せない等）、嚥下障害（うまく噛めない、飲み込めない等）を抱えている人をサポートします。<br>**栄養士**：学校や病院、福祉施設等で、栄養を満たしているおいしい食事を作るための献立メニューを決めます。認知症の人の症状や容態に応じたメニューづくりやどんな食事がよいのかというアドバイスも行います。<br>**介護福祉士**：高齢者や障害があるために日常生活を営むことに支障がある人に対し、入浴、食事、排泄等の介護を行います。また、家族介護者、ヘルパーに対し、助言指導も行います。<br>**訪問介護員（ホームヘルパー）**：高齢者や障害者宅を訪問し、食事・排泄・入浴・衣類の着脱・移動等の介護サービスや調理・洗濯・掃除・買物等の家事援助サービスを行います。<br>**移動介護従事者（ガイドヘルパー）**：障害等により、単独で外出するのが困難な人に付き添い、車いすや交通機関利用、衣類の着脱、代読・代筆、食事やサポートを行います。 |
| **主にインフォーマルサポートを担う人たち** | |
| | ・認知症の人と家族<br>・職場の上司、同僚<br>・民生委員<br>・友人、知人（自治会、消防団仲間、趣味仲間、近隣の人）<br>・認知症サポーター、地域のボランティア<br>・交通機関や金融機関、運送業、配食サービス事業、コンビニ店員等 |

認知症の人を介護する家族の中には、腰痛、易疲労感、不眠、憂うつなどの心身の健康が損なわれている人も少なくありません。しかし、たとえば近隣住民のちょっとしたねぎらいの言葉だけでも心理的なケアになることがあります。

また、就労している人の場合は、職場の上司や同僚のサポートが必要です。認知症と診断されると、仕事を辞めざるを得ない場合が多いのが現状ですが、仕事はその人の人生にとって大きな意味を持っていますので、不本意な退職を少しでも減らせるように、本人はもちろん、管理者、同僚の理解が必須です。

（清水美代子）

## 認知症の人の生活を支える活動にはどのようなものがありますか？

**Answer**

認知症になっても、最期までその人らしく、穏やかに過ごすことは可能です。そのためには、認知症の進行に応じて支援する活動を変えていく必要があります。また、認知症の初期の段階から「地域」、「当事者同士」、「家族同士」のつながりを地域をベースにしっかりつくることが大切です。

### 認知症の経過に応じた生活を支える活動や機関を知ろう

図は認知症を発症したときから、症状が進行していく経過に沿った支援する活動の一覧です。地域には病院以外にさまざまな活動や場があるので、これを機に知っておきましょう。

#### ▶「地域の人」とのつながりを増やす活動

認知症になったからといって「社会とつながりたい」という気持ちが失われるわけではありません。地域の理解を深め、つながりを増やし、地域の一員としての存在を支えることが必要です。認知症があっても、地域の支え手として活動できます。

**いきいき百歳体操**：手足首におもりをつけ、いすに腰かけた状態でゆっくりと行う筋力運動の体操。公民館や自治会館等で開催され、ご近所とのお付き合い感覚で参加できます。

**認知症予防プログラム**：運動や頭の体操、旅行、パソコン、料理教室等、高齢者が取り組みやすく工夫したプログラムを通して、認知症の進行を予防し、趣味活動を広げる活動。

**認知症カフェ**：認知症の人や家族が、地域の人や専門家と相互に情報を共有し、お互いを理解し合う場。家族らの心身の負担を軽減する場にもなります。

**見守りあい・高齢者等SOSネットワーク**：見守りが必要な人の写真や身体的特徴、緊急連絡先などの情報を市へ登録し、行方不明時に連携するネットワークです。

#### ▶認知症の人同士と家族同士がつながる活動

筆者がかかわっている若年性認知症とともに歩むひょうごの会では、メンバーから「"私だけじゃない"って思った。認知症でも何かできる。卑下せずに、私にできることを考えたい」、という声が聞かれました。また、家族も社会から孤立しがちです。家族の認知症への理解や介護力は、認知症の人の社会とつながりたい気持ちに大きく影響します。当事者同士、家族同士がつながる自助グループ活動への支援も重要です。

**若年性認知症の当事者の会**：「本人だからこそ気づけることを仲間と共有したい」「必要な支援を明らかにし、社会に発信したい」等の思いで開催されている会。本人との協力・協働関係を大切にしているパートナーも含めて「当事者」としている会もあります。

**本人・家族・サポーターのサロン**：当事者・家族・サポーターが、おしゃべりやレクリエーションを通して、「ほっとひと息つける」「楽しめる」場。活動を通して、力が発揮でき、自信の回復につながります。認知症当事者の眠っていた力や新たな力が発見でき、家族やサポーターの励みとなることもあります。

**認知症介護家族の会**：介護家族が集まり、日々のつらさを話し合ったり、認知症について情報交換する会。認知症への理解を深めたり、自分の気持ちを語り、つながりができることで、介護への意欲を高める効果もあります。

図｜認知症の人の生活を支える活動例

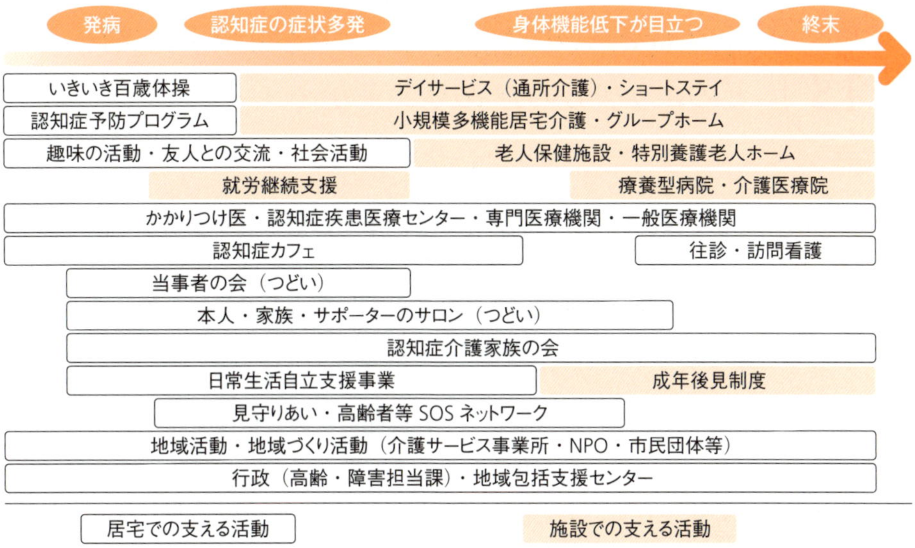

発病 → 認知症の症状多発 → 身体機能低下が目立つ → 終末

| 居宅での支える活動 | 施設での支える活動 |
|---|---|
| いきいき百歳体操 | デイサービス（通所介護）・ショートステイ |
| 認知症予防プログラム | 小規模多機能居宅介護・グループホーム |
| 趣味の活動・友人との交流・社会活動 | 老人保健施設・特別養護老人ホーム |
| | 就労継続支援 |
| | 療養型病院・介護医療院 |
| かかりつけ医・認知症疾患医療センター・専門医療機関・一般医療機関 | |
| 認知症カフェ | |
| 往診・訪問看護 | |
| 当事者の会（つどい） | |
| 本人・家族・サポーターのサロン（つどい） | |
| 認知症介護家族の会 | |
| 日常生活自立支援事業 | 成年後見制度 |
| 見守りあい・高齢者等 SOS ネットワーク | |
| 地域活動・地域づくり活動（介護サービス事業所・NPO・市民団体等） | |
| 行政（高齢・障害担当課）・地域包括支援センター | |

## ▶就労を支援する活動

働き続けるというのは、若年性認知症の強い願いですが、高齢でも働きたい人が増えていますので、就労支援の充実は大きな課題です。また、お金の管理やさまざまな書類の管理への支援は、在宅生活を続けるために必須です（参照→Q13）。

**就労継続支援（A型・B型）・就労移行支援**：会社等で働けなくなっても「働きたい」という気持ちを応援するため、「障害者総合支援法」の下、定められた事業所。目的や対象、雇用契約、工賃（賃金）の有無によって「A型」「B型」「就労移行支援」の3形態の働き方がある。事業所によって作業内容が異なるのも特徴です。

## ▶地域での生活を支える行政・医療機関

利用できる制度や社会資源等について「利用できるとは全く知らなかった」、「相談窓口がわからない」、「市の窓口をたらい回しにされた」という声や、「認知症を診てくれる病院を紹介してほしい」という相談を受けることがしばしばあります。病棟ナースの皆さんは、必要なサービスや相談窓口、疾患医療センターの情報などの家族への提供やつなぎの役割を担ってほしいものです。

**高齢担当課**：認知症カフェ、高齢者の見守り・SOSネットワーク事業、認知症ケアパスなどの施策を担当。介護保険の要介護認定に対する疑問、サービスの利用の仕方や自己負担、介護サービスに関する不満の相談窓口です。
**障害担当課**：自立支援医療制度、精神保健福祉手帳の申請窓口です。また、認知症が重度になり、歩行が困難となったときには、身体障害者手帳も取得可能です（参照→Q13）。
**地域包括支援センター**：保健師、社会福祉士、主任ケアマネジャー等が配置され、各区市町村が設置している総合相談窓口。本人やその家族だけでなく地域住民が相談することもできます。虐待防止、介護予防マネジメントなどの活動も行います。
**認知症疾患医療センター**：専門医、精神保健福祉士等が、認知症の詳しい診断、行動・心理症状や身体合併症への対応、相談などを行います。受診する際にはかかりつけ医（参照→Q11）の紹介状が原則として必要です。

この他にも多くの活動がありますが、まだまだサポートが足りないのが現状です。病棟ナースの皆さんには病棟での認知症の人や家族を通じて地域で足りないサポートに気づいたら、発信していただきたいものです。

（清水美代子）

# Q13 認知症の人の生活を支える公的サービスにはどのようなものがありますか？

**Answer** ここでは、経済的な助けとなる制度と日常生活を支援する制度の一部について紹介します。入院からスムーズに退院後の生活に移行できるよう、病棟ナースは入院中から認知症の人や家族の退院後の生活の不安を知り、生活を支える活動やサービスなどが活用できないかを考えましょう。

身体的な問題が入院中に軽減され退院しても、認知症があるがゆえに療養生活がうまくいかず再入院となるケースは少なくありません。ですから、私たちは入院前より暮らしやすくなる支援を行う必要があります。認知症の人といっても、症状の現われ方、年齢、家族状況、社会的背景など置かれている状況が1人ひとり違うように、必要な支援や利用可能なサービスも人によって異なります。ここでは病棟ナースも知っておきたい公的サービスの一部を紹介します。これら各制度の詳細について説明を求められたり、利用申請を行う場合は、病院のソーシャルワーカーや地域の担当ケアマネジャーにつなぎましょう。

## 経済的な助けとなる制度

### ▶自立支援医療（精神通院医療）

精神科での継続的な治療を要する場合に、通院にかかる医療費の自己負担の軽減を図る制度です。通院医療費が原則1割負担、所得などに応じてひと月当たりの負担上限額が設けられています。申請により、精神科での外来診療の他、薬局、精神科デイケアや作業療法、訪問看護にも適用されます。

### ▶精神障害者保健福祉手帳

精神障害に係る初診日から6カ月以上経過した時点で、精神障害のために日常生活や社会生活に支障がある場合、申請可能です。障害の程度により1級から3級までの区分があり、手帳を取得することで税制上の優遇措置や携帯電話の利用料割引、NHK受診料の減免、公的施設の利用料減免といったサービスが受けられます。認知症の症状が障害要件を満たしているかどうか、主治医に相談してみましょう。

### ▶傷病手当金

会社に勤務していながら業務外の事由による病気やけが等のために働くことができず、事業主から十分な報酬が受けられない場合、活用できる制度です。連続して3日以上会社を休んだ場合、4日目以降、最長1年6カ月の間支給されます。申請窓口は手当を申請する本人の被用者保険組合です。

### ▶障害年金

障害年金の受給を検討できるのは初診日が65歳未満である、すなわち若年発症の人に限られます。傷病手当金は初診から1年6カ月までの所得を補償する制度ですが、障害年金は1年6カ月を経過した日（障害認定日）以降の所得を補償する制度です。初診時に加入している年金の種類によって基礎年金、厚生年金、共済年金と3種類あり、請求時の年齢、保険料の納付期間、障害の認定基準など、いくつかの要件を満たしている必要があります。

### ▶生命保険の高度障害特約

生命保険の特約には多くの場合「高度障害特約」がつけられています。認知症が進行し高度障害特約の要件に該当すると見込まれる場合は、主治医に診断書を作成してもらって保険料の支払い免除と保険金の支払いが受けられる場合があります。

### ▶特別障害者手当

日常生活において常時介護を要する身体または精神の障害があって、かつ日常の動作・行動に著しい困難がある重度障害者が対象です。在宅で生活をしている人を対象とした制度なので、3カ月以上の長期入院・長期入所をされている人は対象外です。

## 日常生活を支援する制度

### ▶介護保険

市区町村が保険者となって運営されている制度です。サービスを受けるには、申請が必要です（参照→Q14, 55）。居宅サービスは大きく分けて通所系のサービス、宿泊系のサービス、訪問系のサービス、生活環境を整えるサービスなどがあり、他にも多種多様なサービスがあります。

### ▶移動支援（ガイドヘルプ）

障害者総合支援法に基づく障害福祉サービスの1つで、認知症の人の場合、精神障害者保健福祉手帳取得により移動支援の申請が可能です。たとえば、カラオケ、卓球、プール、ウォーキングなどの余暇活動や、お墓参り、病院のお見舞いに行きたい場合の同行支援などに活用できます。

### ▶日常生活自立支援事業

認知症や知的障害、精神障害のために判断能力が十分でない人が、自立した地域生活を営めるように、福祉サービスの利用、日常の金銭管理、書類等預かり等の援助を行う事業です。

### ▶成年後見制度

認知症、知的障害、精神障害などのために判断能力が不十分な人の財産管理や契約の締結等を、家庭裁判所が選任した成年後見人等が代理して行うことで、本人の保護や支援する制度です。法定後見制度と任意後見制度があり、法定後見制度は、判断能力の程度によって、後見・保佐・補助の3類型があります。

（佐古 真紀）

# 認知症の人が介護保険サービスを利用するにあたり介護保険の申請の流れはどのようになりますか？

**Answer**

介護保険サービスを利用するには、まず要介護認定の申請を行う必要があります。手続きは、本人や家族が市区町村や地域包括支援センターで行います。申請後、市区町村もしくは委託を受けた調査員が介護の必要性について認定調査をします。その後、調査結果と主治医意見書をもとに、市区町村の「介護認定調査会」で審査・判定され、要介護度が決定します。申請から認定結果の通知までには約1カ月要します。

## 介護保険サービスを利用するには要介護認定が必要

65歳になり介護保険の第1号被保険者になると、介護保険被保険者証が市区町村から交付されます。しかし、この被保険者証を持つだけでは介護サービスを利用することはできません。また、要介護度に応じて給付の上限額やサービス利用の枠組みは異なります。

### ❶要介護認定の申請

介護サービスの利用を希望する場合や、明らかに要介護認定が必要な場合は、本人または家族が市区町村や地域包括支援センターに相談し、要介護認定申請を行います。申請には、介護保険被保険者証（第2号被保険者の場合は医療保険証）が必要です。本人が相談に行くことができず、独居で他に身寄りがない場合は、成年後見人やケアマネジャー、地域包括支援センターなどに委任して手続きを行うことができます。

### ❷認定調査・主治医意見書

市区町村もしくは委託を受けた調査員が自宅等を訪問し、申請者本人の心身の状態や日常生活の過ごし方等について調査を行います。同時に主治医に意見書を作成してもらいます。こちらは市区町村の依頼を受けて行われるもので、作成にあたり申請者の自己負担はありません。

### ❸審査判定、認定結果の通知

調査結果および主治医意見書の一部の項目から、コンピューターによる全国一律の判定が行われます。この結果と主治医意見書に基づき、介護認定審査会で要介護度の判定が行われます。審査会での判定結果に基づいて市区町村は要介護認定を行います。認定は要支援1・2、要介護1～5までの7段階および非該当に振り分けられます。

原則として、①の申請から30日以内に認定結果が通知されます。認定結果の有効期間の開始日は、申請日にさかのぼります。新規認定の有効期間は原則6カ月（更新認定の場合は12カ月）ですが、心身の状態によって短縮、延長される場合があります。

また、要介護認定に不服がある場合は、通知を受け取った日の翌日から起算して3カ月以内に都道府県に設置されている介護保険審査会に審査請求を行うことができます。

### ❹サービス利用の検討

要支援認定を受け、介護予防サービスおよび介護予防・日常生活支援総合事業を利用する場合は、地域包括支援センターの専門職に相談します。また、居宅サービスを利用する場合はケアマネジャーのいる居宅介護支援事業者（ケアプラン作成事業者）に、施設サービスを利用する場合は施設に相談します。なお、介護保険サービスの詳細について更に理解を深めたい場合は市区町村のウェブサイト等を参考にしてください。

## 入院中に介護保険サービスの利用を検討する場合の留意点

本人や家族は認定申請やサービス利用に至るまでの情報を持ち合わせていないことも多いため、病棟ナースは以下の点に留意しながら退院支援部門と連携して支援しましょう。なお、入院中に認定調査が行われる場合の留意点は第2章で紹介しています（参照→Q55）。

### ▶介護保険の利用対象者ですか？

65歳以上の人、もしくは40歳以上65歳未満で老化が原因とされる16種類の特定疾病の診断を受けている必要があります。認知症は特定疾患に該当しますので、認知症が疑われる場合は診断がされているか本人、家族や医師に確認しましょう。

### ▶介護保険被保険者証は持っていますか？

要介護認定の申請やケアプランの作成依頼、介護サービスの利用には介護保険被保険者証が必要です。紛失した場合には直ちに再交付手続きを行う必要があります。

### ▶要介護認定は有効ですか？

要介護認定には有効期限があります。60日前から更新申請の手続きを行う必要があります。認定は受けたもののサービスの利用に至らず、有効期限が過ぎていたというケースもありますので有効期限の確認をしましょう。

### ▶要介護認定の区分変更の必要はありませんか？

すでに介護保険サービスを利用していても、入院を機に要介護度が変化することはよくあります。この場合は、認定有効期間内認定の区分変更を申請することができます。退院後の介護状態を予測して、区分変更の必要がないか検討しましょう。

### ▶退院の見通しは立っていますか？

認定調査は、病状が安定しているときに行う必要があります。転院や長期入院が想定される場合、認定調査を断られることがあります。また、利用するサービスの調整を考慮すると、実際のサービス利用までに2カ月ほど必要です。退院までの期間を把握し、「退院したのにサービスが使えない！」とならないように心がけましょう。なお、要介護認定前に退院しても、暫定的に介護サービスを利用することは可能ですが、認定結果によって全額自己負担となる場合もあるので、事前の説明が必要です。

（吉田みのり）

引用・参考文献

1）中島紀惠子監修：認知症の人びとの看護 第3版．p.46-47．医歯薬出版，2017．
2）厚生労働省：介護保険制度の概要．
［https://www.mhlw.go.jp/stf/seisakunitsuite/bunya/hukushi_kaigo/kaigo_koureisha/gaiyo/index.html］

# 認知症の人の健康管理はどのようにすればよいですか？

**Answer**

認知症の人は、病態に伴う認知機能の低下により自身で健康管理をすることが難しくなります。身体状態の悪化によってはせん妄や精神症状・行動障害などが出現し身体回復が遅れる場合があります。そのため、食欲や動作など、「いつもとどこか違う」というナースの気づきが異常の早期発見につながります。日ごろからバイタルサインをはじめ、食事・水分摂取状態、排泄状況、顔色や皮膚の状態や日常の行動を観察し、健康状態の把握に努めましょう。

## 認知症の人の食事・水分摂取状態における健康管理

認知症が進むと食べることが困難になるので、安全な状態で口からおいしく食べ続けるための工夫が重要です（参照→Q37）。

### ▶食事摂取量の低下がある、食事スピードが遅い場合

発熱・便秘・下痢などの体調変化や義歯不適合・歯痛・口内炎などの口腔内の異常、もしくは単純に苦手な食べ物といった理由が考えられます。記憶障害があっても食事中に本人に尋ねることで食べない理由がわかることがあります。認知症が重度になると言葉で伝えることが難しくなるので、表情変化や食事動作などの細やかな観察により体調や異変のサインをキャッチし、バイタルサインや腹部状態の観察を行いましょう。

### ▶食事中にムセる場合

食習慣や食事の欲求が強いことで早食いとなり、誤嚥や窒息に至る可能性があります。誤嚥予防のために食事前に飲水してもらい、口腔内を湿らせ嚥下状態の確認を行った上で、ナースの視野下で食事をしてもらいます。飲み込んでいる最中に話しかけることは控えましょう。また、専門家に嚥下機能を評価してもらい、水分のとろみや食事形態を検討します。

### ▶食べるスピードが早い場合

義歯の状態や咀嚼状態を確認し、軟菜食や一口サイズに切るなど食事形態の工夫をします。一度にたくさん摂取しないように、小ぶりの食器や箸・小スプーンに変更します。

### ▶水分摂取量が少ない場合

加齢による口渇中枢の感受性低下のために口渇の自覚が乏しくなったり、記憶障害や注意障害により飲水を忘れたりすることがあります。自発的な水分摂取が困難な場合が多いので、食事前後や服薬時、入浴後など飲水を促し脱水を予防しましょう。

### ▶飲み込みが悪い場合

血管性認知症は、筋の萎縮や運動障害により嚥下障害を来しやすい状態になります[1)]。

また、嚥下反射や咳反射が低下することで不顕性誤嚥による肺炎のリスクが高まることが予測されます[2)]。誤嚥性肺炎は口腔内の汚れを誤嚥することで発症するので、食後と寝る前の歯磨きにより口腔内の清潔を心がけましょう。よく噛むことは脳によい刺激となるので、安全な状態で口からおいしく食べ続けるために食事時のポジショニングや嚥下体操など嚥下障害を補完するケアが重要です。

## 認知症の人の排泄における健康管理

排泄は、トイレの場所を認識して移動し、衣類を着脱し、排泄物を流す等、複雑な動作が組み合わさった行為で、認知症の進行過程で早期より援助が必要となります[3)]。排泄の困り事を言葉でうまく表現することが難しい場合は、落ち着きのなさや不機嫌など行動で表現することがありますので、些細なサインをキャッチしてケアにつなげることが必要です（参照→Q38）。

### ▶おなかに手を当てそわそわしている、廊下を歩き回り何かを探している

まず、「どうしましたか」と声かけをすることで排泄のサインや行動の意味が理解できます。身体状態が許せばポータブルトイレを使用したり、トイレ誘導をしましょう。トイレと認識できる表示や便器が見えるようにすることで、単独で排泄できる場合があります。

### ▶頻回にトイレに行く

頻尿は、残尿や尿路感染症、男性の場合は前立腺肥大の可能性があるため、排尿音により尿勢や尿量を確認し、泌尿器科による機能的評価が必要です。また、下痢や便秘の可能性もあるため、排泄音や排泄に要する時間、排泄後の臭いや便器の汚れの観察とともに腹部状態の観察をしましょう。

### ▶排泄状態がわからない

便秘や下痢などの身体の不調が、食欲低下や活気の無さ、落ち着きのなさ、不機嫌などの行動で表出されることがあるため、排便の有無や性状の確認は重要です。記憶障害により排便状態を覚えていないことが多いので、トイレから出てきた際に尋ねてみましょう。

### ▶おむつ外しやおむつちぎり、弄便をする

おむつ外しやおむつちぎりは、排泄やおむつの蒸れ等による不快感、弄便はおむつ内の便を不快に思い、手で便を取り除き、手についた便を布団で拭いた可能性が考えられます。臭いや排泄のサインを知り、トイレ誘導や下着・おむつの早期交換をしましょう。

## 認知症の人の顔色や皮膚の状態における健康管理

身体・認知機能の低下により、自力での清潔行動が困難な場合や清潔への関心が薄れている場合もあるため、皮膚の観察も重要です。

### ▶顔色・表情

顔色や表情がすぐれない場合は、身体不調や不安や困り事がある場合が多いので、状況から予測して「どうしましたか」の声かけと身体状態の観察をしましょう。

### ▶乾燥・かゆみ

高齢者は角質層の水分保持能力の低下により皮膚が乾燥し、傷つきやすい状態にあります[4)]。また、手指衛生の意識が薄れている場合が多いので、爪の伸びや爪の汚れ、皮膚や臀部を掻いている動作の観察は重要です。血圧測定時や入浴・排泄行動の援助を通して皮膚の乾燥状態や発赤、発疹、掻傷の観察を行い爪切りや皮膚の清潔に努め、必要時は皮膚科を受診しましょう。

### ▶内出血・腫脹

転倒や打撲があっても、記憶障害のため忘れていることもよくあります。普段の歩行状態と比べて跛行や動作緩慢、ふらつきが見られる場合は骨折や頭部打撲を疑い、臥床時の下肢の左右差や腫脹、内出血の観察を行いましょう。

### ▶スキントラブル

加齢に伴い皮膚が非薄化し弾力を失うと、外力に対する組織耐久性が減弱します。そこに臥床傾向や尿・便失禁による皮膚の湿潤が加わることでスキントラブルのリスクが高まるため、可能な限り体位変換や離床、排泄誘導により臀部の清潔を心がけましょう。

## 認知症の人の運動能力における健康管理

運動の自立は主体的な生活を可能にし、意欲的な活動は脳の活性化につながります。

### ▶廃用症候群

疾患や障害による過度な安静や転倒予防のための歩行制限、身体拘束など床上安静を強いる行為は廃用症候群を引き起こし身体機能低下を助長します。認知症の人の運動を支える援助は、理学療法士による訓練だけでなく、病棟での関わりが重要です。その人のペースに合わせて早期よりトイレや食事、入浴などの日常生活行動に結びつけてリハビリを兼ねた援助をしましょう。

### ▶転倒

レビー小体型認知症の場合は自律神経障害からくる急な起立による血圧低下や、パーキンソン症状からくるすくみ足による上体の前傾が原因で転倒しやすい状態にあります。病気の特徴を知り、起立や歩行初めは必ず見守りでの運動を促しましょう。不穏による興奮時は、転倒しないよう座って話を聞くなど、まずは安全を確保した状態で対応しましょう。

### ▶過活動

行動観察から、徘徊や常同行動による身体疲労を予測し、声をかける、水分摂取を勧める、座って話をするなど、活動と休息のバランスを考えた援助をしましょう。

（三好 豊子）


引用・参考文献

1）藤谷順子，才藤栄一，植田耕一郎，他：脳血管障害にみられる嚥下障害．Journal of Clinical Rehabilitation4(8)：713-720，1995．
2）山田律子：認知症の人にみる摂食・嚥下障害の特徴と食事ケア．認知症ケア事例ジャーナル1(4)：428-433，2009．
3）北川公子，山田律子，他：系統看護学講座 専門分野Ⅱ 老年看護学．p.322．医学書院，2016．
4）三重野英子，末弘理恵，他：系統看護学講座 専門分野Ⅱ 老年看護学．p.191．医学書院，2016．

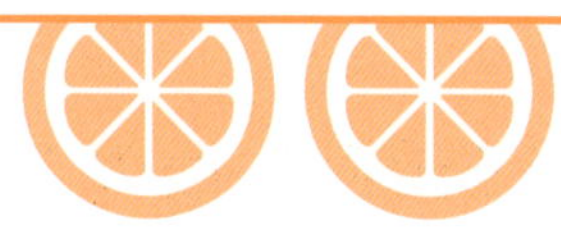

# 第2章
# 一般病棟で行う認知症の人の退院支援

一般病院の使命は認知症の有無にかかわらず、正確な診断と効果的な治療を安全に実施し、傷病状態からの速やかな回復をはかることです。つまり、入院とは良質な医療提供のために行われることといえます。そして、入院は退院によって必ず終わらせなければならない非日常の時空間であり、退院は生活の回復ということもできます。

認知症の人にとっての退院がよりよいものになるために、看護職は他の専門職と協働し、入院の終わりに向かって、入院中から「生活」を視野に入れたケアを提供する必要があります。なぜなら認知症の人は、病気やケガからの影響だけではく、検査や治療、医療者の態度、病室の環境などからの影響を受け、容易に生活のバランスを崩すからです。

できる限り、認知症の人のこれまでの生活と人生を知り、今の気持ちを汲み、今後の希望を多方面から理解し、他の専門職と共有しましょう。その上で、今日の、そして明日からの病棟での生活が、認知症の人の持つ力を発揮でき、安心で苦痛のないものになるように、そして病棟での治療とケアが統合され効果的に提供されるようにみんなで考え続けましょう。病棟のケアが豊かであることが、認知症の人の退院支援の根幹を支えます。

この章では、認知症の人が病棟で生活を回復させていくための実践を入院から退院のプロセスに沿ってまとめています。この内容を基にいろいろな工夫を考え続け、実践することで認知症の人へのケアの手ごたえを感じることができるでしょう。

# 病院における退院支援のプロセスはどのようなものですか？

Answer

近年、少子高齢化が急速に進む中、要介護状態になっても住み慣れた地域で自分らしい暮らしを続けることができるよう、地域包括ケアシステムの構築と、退院支援の体制整備が推進されています。病院において「個々の患者さんへの退院支援」を漏れなく適切に実施するためには、「退院支援に関する仕組みづくり」を行うことも必要です。ここでは、退院支援のプロセスに沿って具体的な個々の患者さんへの支援内容と、病院の退院支援に関する仕組みについて説明します。

## 退院支援が重要視されるようになった理由

近年、日本では急速に少子高齢化が進み、病気や障害、認知症等を有し、医療や介護が必要な人が増えています。一方で、独居や夫婦のみの高齢者世帯が増えるなど家族介護力は低下しています。こうした中、要介護状態になっても、“住み慣れた地域で自分らしい暮らしを人生の最期まで続ける”ことができるよう、医療・介護・住まい・予防・生活支援サービスが身近な地域で包括的に提供される「地域包括ケアシステム」の構築が推進されています[1)]。

地域で生活することが基本となり、また、特に高齢者の場合は入院期間が長期化することでADLや認知機能の低下につながるため、「時々入院、ほぼ在宅」といわれるように、入院治療が必要になった場合はすぐに入院でき、その必要がなくなれば速やかに地域に戻れるよう、適切な支援が切れ目なく提供される体制づくりが求められています。さらに、増え続ける医療費を抑制するため入院期間が短縮化しており[1)]、病状が安定しない時期に適切な準備をせずに退院した場合再入院のリスクが高まることからも、退院支援の重要性が高まっています。

## 退院支援の定義

退院支援とは、「患者さん・家族が主体となって退院先や退院後の生活について適切な選択を行うことができ、かつ、患者さん・家族が退院後に安定した療養生活を送ることができたり、希望する場所で人生の最期を迎えることができるよう、病院内外の多部門・多職種が協力・連携して行う、意思決定支援、退院先の確保、地域の諸サービスのコーディネート、患者さん・家族への教育等の活動・プログラム」です[2)]。

「個々の患者さんへの退院支援」を漏れなく適切に実施するためには、病院の退院支援の手順を示したガイドラインをつくるなど「病院の退院支援に関する仕組みづくり」を行うことも必要です。

## 退院支援に関与する多職種

退院支援では、病院内外の多職種がチームとなり連携・協力して患者さんや家族の支援を行うことが重要です。チームは3つのグループに大別されます（表1）。

表1｜退院支援に関与する多職種

| | |
|---|---|
| 病院の支援スタッフ | 患者の入院中に治療やケアに関与する病棟ナース、主治医、理学療法士・作業療法士・言語聴覚士、薬剤師、栄養士、専門・認定看護師など。 |
| 地域の支援スタッフ | 退院後に地域で患者をサポートする訪問看護師、かかりつけの診療所等の医師・看護師、ケアマネジャー、介護職員、保健師、地域包括支援センターの職員、行政の福祉担当者など。病院の外来のスタッフもここに含まれる。 |
| 病院の地域連携スタッフ | 病院の退院支援部門や病棟等にいる退院支援看護師や医療ソーシャルワーカー（MSW）などで、個々の患者への退院支援においてマネジメントの役割を果たし、病院と地域の支援スタッフをつなぐ連絡・連携の窓口となる。また、病院の退院支援に関する仕組みづくりも行う。 |

## 退院支援のプロセス

個々の患者さんへの退院支援のプロセスに沿って具体的な支援内容とともに、病院の退院支援に関する仕組みについて説明します。表2には、「一般的なプロセス」と、日本の多くの病院で用いられている「宇都宮宏子氏による区分」を示しています[3-5]。両者は区分方法が異なりますが、内容は同じです。

### ❶退院支援が必要な患者の特定

できるだけ早期に入院患者さんの中から退院支援が必要な患者さんを特定する必要があり、該当者かを病棟ナースが短時間で簡単にチェックできる「スクリーニング票」を多くの病院で使用しています。また、近年、入院前の外来においてナースが予定入院患者さんと面談して退院支援の必要性を把握する病院や、外来で在宅療養支援を行って入院を未然に防げるように取り組んでいる病院もあります（参照→Q20）。

### ❷情報収集、アセスメント、退院後に起こり得る問題の抽出

退院支援が必要な患者さんを特定したら、「退院支援の方針検討のためのカンファレンス」を開催するなど、病棟ナースや退院支援看護師、MSW、主治医等の多職種でさまざまな情報を収集・共有して、患者さんや家族の退院後の生活をイメージし、退院後に起こり得る問題を抽出します。さらに、患者さんや家族を支えるためにどのようなサポートが必要か検討するとともに、患者さんの居住地で利用できる医療・介護・福祉サービス等を確認します。これらの情報や、患者さんや家族の意向等を踏まえて、患者さんの退院先の検討や、今後の退院支援の進め方を打ち合わせたりします。

### ❸患者・家族の意思決定支援、退院支援計画の立案

次に、患者さんや家族が主体的に退院支援に関与できるよう、患者さんや家族の病気に

表2｜退院支援のプロセス

| 時期 | 個々の患者への退院支援 | | 病院の退院支援に関する仕組み | | |
|---|---|---|---|---|---|
| | | | 個々の患者に応じた支援のための仕組み | | 地域連携スタッフによる定期的な病棟への働きかけ |
| | 一般的なプロセス | 宇都宮氏の区分 | 情報ツールの使用 | カンファレンス開催 | |
| 入院 | ①退院支援が必要な患者の特定 | 第1段階：スクリーニングとアセスメント<br>（外来～入院後48時間以内） | ・スクリーニング票 | | ・入院患者リストの確認<br>・定期的な病棟カンファレンスへの参加<br>・病棟ラウンド等<br>↓ |
| | ②情報収集、アセスメント、退院後に起こり得る問題の抽出 | | | ・退院支援の方針検討のためのカンファレンス | |
| | ③患者・家族の意思決定支援、退院支援計画立案 | 第2段階：受容支援と自立支援<br>（入院3日目～退院まで）<br>・患者・家族の疾患理解・受容、自己決定を支援 | | ・患者・家族の意思決定支援のためのカンファレンス | |
| | ④実施（自宅退院の場合）<br>・退院後の生活に向けた病院内での医療やケアに関する支援<br>・医療・ケア方法を在宅用にアレンジ<br>・患者・家族への医療管理・ケア方法指導<br>・退院後の生活を考慮した日常ケア | ・退院後の生活を患者・家族とともに相談・構築 | ・退院支援計画書 | | |
| | ・医療・福祉制度やサービスの調整、退院後の療養環境の準備<br>・医療・介護・福祉制度やサービスの申請<br>・地域の支援スタッフへ医療・ケアをつなぐ<br>・退院後の療養場所の環境整備 | 第3段階：サービス調整<br>（必要となった時点～退院まで）<br>・退院を可能とするための制度・社会資源・地域サービスの調整、連携 | | | |
| 退院 | ・退院に向けた準備状況の確認・調整、緊急時の対応方法確認、退院日の決定 | | ・医師への紹介状<br>・看護サマリー | ・退院前合同カンファレンス | |
| | ⑤退院後のフォローアップ | | | | |

［文献3–5）を基に筆者作成］

対する理解や受け止めや、家族の介護意欲などを把握した上で、必要な情報を伝え、退院後の生活のイメージを共有して意思決定を支援します（参照→Q28）。終末期の患者さんの場合などは、病状や予後など患者さんや家族にとってつらい情報を伝えることや、患者さんや家族が退院先だけではなく、残された人生をどのように生きたいかといった難しい決断を要することもあります。患者さんや家族の気持ちに寄り添い、本心を表出できるように努めたり、できる限り患者さんや家族の希望を実現する方法や不安を軽減する方法などを一緒に考えます。退院先や今後の方針が決定したら、「退院支援計画書」を作成し、患者さんや家族の同意を得て、退院に向けた準備を開始します（参照→Q31）。

### ❹退院に向けた準備の実施（自宅退院の場合）

退院に向けた準備として、「退院後の生活に向けた病院内での医療やケアに関する支援」は、病棟ナースなど病院の支援スタッフを中心に行います。医療管理やケアを退院後に患者さんや家族が実施できるように方法を在宅用にアレンジし、必要な手技を習得できるように指導します。また、早期離床により患者さんのADLや認知機能の低下を防いだり、自宅の家屋の状況に応じてリハビリを工夫するなど、退院後の生活を考慮した日常ケアを行います。

「医療・介護・福祉制度やサービスの調整、退院後の療養環境の準備」は、病院の地域連携スタッフ等と、地域の支援スタッフが連携して進めます。まず、医療・介護・福祉制度やサービスを利用するために申請手続きが必要な場合は、家族などに早めにしてもらいます。また、退院後に必要な医療やケアを受けられるよう、入院前に訪問診療や訪問看護等を利用していない場合は、患者さんの治療や病状管理ができるところを探してつなぎ、すでに内諾を得られている場合は正式に依頼して、電話等で連絡を取りながら引継ぎや必要な準備を進めます。さらに、家族やケアマネジャー等と連携して自宅の療養環境を整えたり、退院時に病院から自宅に帰る手段を確認したりします。

退院前には合同カンファレンスを開き、患者さんや家族、病院内外のスタッフが一堂に会して、準備に漏れがないかや、緊急時の対応方法などを確認します。

### ❺退院後のフォローアップ

退院支援部門が病院の連絡窓口となるなど、地域の支援スタッフと円滑に連絡を取れるようにします。退院後に患者さんの病状が悪化して入院治療が必要になったときに迅速に対応することで早期に退院でき、患者さんや家族は安心して在宅で療養生活を続けることができます。

（戸村ひかり）


**引用・参考文献**

1）厚生労働省：平成30年度診療報酬改定の概要.
［https://www.mhlw.go.jp/file/05-Shingikai-12601000-Seisakutoukatsukan-Sanjikanshitsu_Shakaihoshoutantou/0000203227.pdf］

2）永田智子，村嶋幸代：退院支援の現状と課題．保健の科学44（2）：95-99，2002.

3）戸村ひかり，永田智子，竹内文乃，他：日本の病院における退院支援看護師の実践状況 －2010年と2014年の全国調査の結果を比較して－．日本看護科学学会誌37：150-160，2017.

4）戸村ひかり，永田智子，清水準一：退院支援の実践状況と退院支援に関するシステム整備の関連要因の明確化．日本在宅看護学会誌 5（2）：26-35，2017.

5）宇都宮宏子：退院支援実践ナビ．医学書院，2011.

6）戸村ひかり：B 療養の場の移行 ①患者・家族の意思決定支援と調整 ②退院支援・退院調整．著者代表 河原加代子．系統看護学講座 統合分野 在宅看護論．p.56-64．医学書院，2018.

7）戸村ひかり：よくわかる退院支援．学研メディカル秀潤社，2019.

## 認知症の人の退院支援において一般病棟のナースは何をしますか？

**Answer**

認知症の人に限らず、治療を受けるための場が一般病院の病棟です。ここは非日常の空間であり、誰でも治療終了とともに住み慣れた場所に戻り、自分の生活を再スタートさせます。
認知症があることにより、入院、退院という療養の場の移行により多くのサポートが必要となります。この場合のサポートとは入院中の治療や看護を、入院前と退院後の生活や、本人・家族の思い、意向や希望に結びつけるということが基盤です。

### これからの急性期治療のあり方

現在、日本では地域包括ケアシステムの構築が推進されています。これは地域の実情に応じて高齢者が住み慣れた地域で、その有する能力に応じ自立した日常生活を営むことができるように、医療、介護、介護予防、住まい、および住まい方への支援が包括的に確保される体制を示しています。

このような背景から、急性期治療のあり方は、治す医療から、治し支える医療へ転換が進められ、また病院の役割の明確化が進められています。治療をすることが病院の役割ですから、基本的に治療が終了したときに退院となり、その人の住まいに帰っていくことになります。

### 認知症の人が一般病院に入院する目的

認知症を来す疾患の多くは、進行性かつ難治性です。そのような人が身体合併症になったときに一般病棟に入院してきます。身体合併症は治療できますが、認知症の回復は難しく、また、療養の場の移行により認知症の人はダメージを受けやすくなっています。ですから、適切なケアを効果的・効率的に展開し、生活の場に速やかに戻ることができるようにすること、そして住み慣れた場で、その人なりの健康的な生活を送ることが認知症の人の退院支援の目的です。

### 認知症の人が経験する療養の場の移行の３つの局面

認知症の人が一般病棟に入院して退院するとき、療養の場の移行は3つの局面に分類できます。1つ目は入院時、2つ目は入院中、そして3つ目が退院時です。**退院支援とは、認知症の人がこの３つの局面を、その人なりに乗り越えられるよう支援すること**であり、退院支援は入院時もしくは入院が決まった時点から行われる必要があります。

入院が決まったときには、それまでの生活ができるだけ病棟で維持できるような人的・物理的・時間的・空間的な調整が必要となります。すなわち、身体合併症の診断・治療にまつわる情報とともに、これまでの生活では、食事や排泄や移動などの生活機能をどのように発揮していたのか、何を好み、何を大切にした生活を送ってきたのかなどを把握し、これまでの生活がなるべく病棟生活で維持できるようにすることで、その人なりの生活機能の発揮の仕方を支えます。このような情報はナースだけでは全体像を捉えにくく、多職種チームがそれぞれの専門性に応じてアセスメントし、そのアセスメントを持ち寄って認知症の人の入院生活をどう支えるのかを計画する必要があります（参照→Q18–31）。

このような入院時からの対応は、急性期病院の認知症ケアチームや入退院支援看護師が主に担うことになるでしょう。そしてこれらの生活活動の情報に基づいて治療ケア計画の展開と評価と残された課題の明確化を行います。そして、次の療養の場のケア提供者、医療者が認知症の人が退院したそのときから切れ目なくケアを提供することにより、療養の場の移行に伴うダメージを最小限にする計画を立てること、もしくはその計画立案に必要なアセスメントをすることが病棟ナースの仕事となります。

## 療養の場の移行を支える一般病棟のナースの退院支援

一般病棟のナースは、この入院時と退院時の療養の場の移行を円滑に進めることを目指して、入院中のケア提供に責任を持ちます。入院時は、認知症の人が病棟環境にできるだけ安心・安全に適応できるようなケアを提供し（参照→Q43–50）、かつ治療が効果的・効率的に進められるようにします（参照→Q32–35）。それとともに、もともとその人に備わっている生活機能を維持できるように、可能な限り機能の向上がなされるようにします（参照→Q36–42）。つまり退院先の療養環境で生活機能を発揮できるように、診療の補助と療養上の世話を統合して提供することが、そのまま退院支援につながります（参照→Q51）。

一般病棟のナースが認知症の人に、診療とケアを統合して提供することによって、認知症の人の心身の状態は回復します。生活機能と健康状態には相互作用がありますから、体調の回復は生活機能の発揮を促進します。すると日々のケアが楽になりますし、何よりも認知症の人が苦痛なく、機嫌よく、病棟で過ごせることにより、コミュニケーションも取りやすくなります。コミュニケーションが取れるようになれば、ナースの援助はより焦点化され、適切になり、心身の回復がより促進されます。

一日一日の病棟での生活の質を上げるために、積極的にケア提供し、ケアを通して関わることは認知症の人の回復に直結するのです。このようなよい循環をつくることが退院支援の基盤といえます。

（酒井 郁子）

# 認知症の人の退院支援には どのような情報が必要ですか？

**Answer**

認知症の人が身体疾患の治療のために一般病棟に入院した場合、身体症状や、環境変化などにより、せん妄症状や行動・心理症状が出現し、普段できていたことがうまくできない状況になっていることがあります。ナースはその人が持つ病前の本来の能力、できる能力に着眼するという姿勢を持つことが必要です。認知症の人を生活者として捉え、生活をイメージしながら、そして認知症の病態を念頭に置いて、これまで、今、そしてこれからの生活を描きながら情報を得ていきましょう。

## 退院を見すえた入院時の情報収集の必要性

入院は極めて非日常的であり、大きなストレス因子であることを理解し、これまで自宅や施設でどのように過ごしていたか、生活する上でどのような支援が必要なのか、などの情報を入院直後から得てケアに活かし、退院支援を開始することが求められます。本人、家族、周囲の状況などの詳細な情報を多職種から得て、入院中のケアに活かし、さらに入院中の情報を地域へつないでいく必要があるでしょう。また、認知症の人は老化や認知症の進行に伴いコミュニケーションが難しくなります。相手のコミュニケーション能力、ペースに合った方法、環境などへの配慮をした上で、本人から情報を得ます（参照→Q6, 23）。そして、家族や関係する院内外の多職種の情報を得て多面的・多角的に統合します。

## 入院時の情報収集の具体的な内容とポイント

認知症の人が身体疾患の治療をスムーズに適切に受けられ早期にもとの暮らしに戻るために、必要な情報収集を行う際のポイントやコツについて説明していきます。

### ▶本人に関する情報

**①認知症について**

まず、本人に関する情報として、認知症について、病歴とこれまでの経過や症状や程度、病気に対する理解などを把握する必要があります。認知症の原因疾患によって病態や症状が異なるため、診断名がついていればその疾患の特徴を把握しケアに活かすことができます（参照→Q5, 6）。また、認知症の症状とそれに伴う行動・心理症状について、どのようなときに起きるのか、時間、場所、特定の人や状況への反応などの情報を得ていきます。行動・心理症状は環境調整や介護者側の適切な対応により防ぐことができることも多いため、本人をよく知る人から情報を得る必要があります。なお、認知症の人から情報収集する際には何度も日にちを尋ねるといった相手を試すような関わりは慎みましょう。

認知症に関する情報

▶認知症の病歴とこれまでの経過
- 認知症の原因疾患は何か、いつごろ、どこで診断されたのか
- 認知症治療薬、向精神薬等の処方の有無

▶認知症の症状や程度
- 中核症状：記憶障害、見当識障害、失行・失認・失語、実行機能障害
- 行動・心理症状の有無と対応：不安、睡眠障害、徘徊、多動、幻覚・妄想など

▶病気に対する理解：認知症についてどのように本人に説明され、本人が理解しているか

### ②入院前（病状変化前）の生活状況

入院時の状況は入院前とは異なる可能性がありますので、今回の身体疾患に伴う体調の変化が起きる前の生活状況や、利用している介護・福祉サービスについて把握します。その上で今の入院環境における支援、退院に向けての支援につなげます。たとえば、入院前に毎朝、番茶を飲む、新聞を読むことを日課とし、新聞の月日で日の確認をしていた認知症の人への看護として、このことを入院生活に組み込んだところ見当識が高まり、環境適応が促進されるなど、せん妄や行動・心理症状の予防につながり、治療に専念できたことがありました。このように、生活を送る上で大切にしていることや習慣などの情報を本人や家族から得て、入院での生活に活かす工夫をすることで生活リズムが整い、環境への適応を促進できることがあります。

入院前（病状変化前）の生活状況に関する情報

▶どこで、誰と、どのように生活していたか
- 在宅・施設・病院のどこで生活していたか
  …施設や病院の場合は種類や特徴（退院後に戻ることができるのか）
- 24時間の過ごし方、日常生活習慣
- 近所付き合い、安否確認の有無
- 価値観やこだわり
- 人生で最も心血を注いだ業績（仕事、子育てなど）

▶利用している介護・福祉サービス
- 介護保険：申請の有無、要介護度、担当ケアマネジャー、介護保険サービス利用内容
- その他の支援体制：かかりつけ医、訪問看護師、かかりつけ薬剤師、民生委員、後見人、福祉関係者（市区町村、地域包括支援センター）、生活保護課職員、地域のサロン、ボランティア、近隣住民、知人・友人など

### ③日常生活機能：できることと支援の内容

認知症の人が日常生活に必要な動作や意思の伝達などをどのくらいできるか、どのような支援があればできるかを把握します。認知機能や加齢による生活機能の低下、環境を整えることでできること、支援が必要なことは各個人で異なりますので、より具体的にその人の生活行動を知ることでケアに活かすことができます。

なお、認知症や老化に伴う機能低下や障害されている側面ばかりでなく、保持されている能力に着目することが大切です。できることとできないことを整理して、アセスメントし、ケア方法を検討します。そして、保持している力を維持・発展させ、できないことを補い機能を維持することで、自立した生活や、もとの暮らしに戻ることにつながります。

日常生活機能：できることと支援の内容に関する情報

▶基本的日常生活動作：ADL（Activity of Daily Living）
- 活動：歩行の状態（安定しているか、障害物への気づき、危険回避行動）、自室やトイレの位置関係、移動等における援助の有無と方法
- 休息：睡眠状態（入眠・覚醒時間、昼夜逆転の有無）、日中の休息と活動のバランス
- 食事：食欲、食物の認知、摂取量、食べる行為・食べ方に問題はないか、むせの有無、どのような食品でむせているか、水分摂取は自ら行えるか、食事行動の援助の有無と方法
- 排泄：トイレの場所がわかるか、尿意・便意の有無やその知らせ方、排尿・排便回数と性状、排泄動作と援助の有無と方法
- 身支度：入浴の習慣、身だしなみ、更衣、入浴の援助の有無と方法
- コミュニケーション：言語・非言語的コミュニケーション方法、メッセージの理解、意欲、視聴覚の機能、眼鏡や補聴器の使用の有無、字を書く・文字を読む・イラストを理解する能力はどの程度保持されているか

▶手段的日常生活動作：IADL（Instrumental Activity of Daily Living）
- 電話、金銭管理、買い物、食事の準備、交通機関の利用、服薬管理、掃除・家事、洗濯、スケジュール調整、趣味

### ④入院目的、治療の見込み、退院後も継続する医療・処置

認知症の人は、理解力や判断力の低下により混乱や行動・心理症状を生じる可能性があります。入院目的や治療により生じる苦痛、今後の治療の見通しなどを把握して、家族が付き添える入院日の設定、ベッド位置の環境調整や看護配置の工夫を行うなど治療環境を整えることで、スムーズな治療につながるでしょう。

また、退院後にも必要な医療・看護処置や、薬の管理などの有無、それらを誰がどこで行うかなど、退院後も必要となる医療・処置とその実現性の把握をすることも大切です。たとえば、糖尿病のインスリン療養開始の際は、本人・家族、かかりつけ医、訪問診療、訪問看護、デイサービスや施設の看護師からの情報を得た上で、入院中の血糖コントロール治療を組み立てる場合も多くあります。

今後の治療・療養生活に対する本人の思いを知ることも、退院支援においてとても重要です。認知症の進行、身体疾患の出現、慢性疾患の悪化により、生活の中で支援を得ることや生活の場の変更などをせざるを得ない状況となることがあります。また急性期病院の治療のプロセスにおいて、それらを意思決定しなければならない場面が少なくありません。“どのように認知症および今回の病状を受け止めているのか、今後の治療やケアに対する希望、療養や介護に対する思い”や、“これからをどこでどのように暮らしていきたいと希望しているのか”といった本人の意向を把握するようにしましょう（参照→Q23）。

入院目的、治療の見込み、退院後も継続する医療・処置に関する情報

▶入院目的である身体疾患の病態把握と治療の見通し

▶退院後も必要となる医療・処置とその実現性

▶今後の治療・療養生活に対する本人の思い

## ▶家族に関する情報

### ①家族状況、介護体制

家族の状況や介護体制について情報を把握することも必要です。具体的には、独居なの

か、あるいは誰かと同居しているのか、同居している場合は日中独りで過ごす時間がどのくらいあるのかといった世帯状況や、家族の健康状態、家族が認知症の人の病気をどのように理解しているのか、経済状況などの情報が挙げられます。

**②家族の思い**

家族の思いを把握することは重要です。今後、どこで、どのように本人と暮らしていきたいか、本人の認知症および今回の病状をどのように受け止めているのか、今後の治療やケアに対する希望、療養や介護に対する思いなどを丁寧に聞きとりましょう。

家族は認知症を否定する気持ちや喪失感など複雑な思いを抱えていることがあります。家族に対しては常に傾聴的態度で思いを受け止めながら話を聞かせてもらいましょう。家族はケアチームの一員としても力を発揮しますが、同時にケアの対象であることも忘れないようにしたいものです（参照→Q21, 24）。

### ▶住宅環境に関する情報

住宅環境についても情報収集を行いましょう。家屋状況、居室ベッド周囲やトイレまでの動線などの家屋内の環境について情報を得て、入院環境や退院時の支援に活かします。

## 情報収集に活用するスケール

情報収集に活用できるスケールは多くありますが、同じ評価スケールで測ることで認知症の人に関わる多職種で共通理解を得ることができます。なお、これらのスケールを用いる際、とりわけ認知機能を測定する場合には、質問によってはプライドを傷つけることのないように留意する必要があります。施行前に必要性を十分検討し、本人や家族に適切な説明を行い同意を得た上で、本人にとって影響の少ない職種が実施するなど細やかな配慮が求められます。

情報収集に活用できる代表的なスケール

▶認知症の評価スケール
- 改訂長谷川式簡易知能評価スケール（HDS-R）
- MMSE（ミニメンタルステート）

▶日常生活に関する評価スケール
- 認知症高齢者の日常生活自立度
- 基本的日常生活動作（ADL）尺度：バーセルインデックス（Barthel Index）
- 手段的日常生活動作（IADL）尺度：Lawton らのIADL尺度

（原田かおる・工藤ゆかり）

引用・参考文献

1）湯浅美千代編：看護師認知症対応力向上研修テキスト，2013.
2）厚生労働省 老人保健健康増進等事業：看護職員認知症対応力向上研修（対応力向上編 地域連携），2015.

## 認知症の人の話だけで状況が把握できない場合どのように情報を得ればよいですか？

Answer

認知症の進行や老化に伴いコミュニケーションの能力が低下していくことは避けられませんが、「認知症だから何もわからない」、「認知症だから理解できない」と決めつけるのではなく、本人の意思を知ろうとする姿勢で、対象に合ったコミュニケーションを心がけましょう。またその人をよく知る人々から情報をもらい、治療に活かし、つないでいくことが必要です。これらの実践はわれわれナースが認知症の人に関心を寄せることから始まります。

### 本人からの情報収集

#### ❶本人とのコミュニケーション方法を見直してみる

認知症の人から情報を得る際に、実際とは異なる話をする、質問をはぐらかされる、時間軸がちぐはぐで要領を得ない等、本人の話だけでは状況が把握できず困った経験はありませんか。老化や認知症の進行によって、メッセージを伝えること、受け取ること両方が難しくなる中、認知症の人のコミュニケーション能力は低く見積もられやすく、本人の意思を尊重しないことも急性期の場面で多く見受けられます。ナースは認知症の人個々の能力やペースに合わせ、“どのようにメッセージを発すれば”、“どのようなことを工夫すれば受け取ることができるのか”を考え、コミュニケーションを図りましょう。

もし、的外れな話が続いたとしても、言葉を遮ることなく、ありのままに捉えましょう。その会話で語られている内容が認知症の人の今感じていること、気がかりなこと、大切にしていることである場合が多いものです。そしてそれが今後のケアや退院支援における意思決定の際のヒントとなることもあります。時間を確保して環境を整え、心を込めて話を聴くようにしましょう（参照→Q6, 23）。

#### ❷本人の観察からの情報収集

本人の入院時の外見などの状況や、その後の生活行動などを観察することで、これまでの生活や大切にしていることなどを推察ができます。身体や髪は清潔が保たれているか、爪や髭が伸びていないか、衣服は整っているかなどです。それらの様子から本人、そして介護状況を推察し、情報を得て、今後の支援につなげることができます。本人の持つ力に着目し、力を最大限に発揮できるように心がけましょう。

## 家族からの情報収集

### ❶離れて暮らす家族からの情報収集

核家族化が進み、家族であっても離れて生活していることで、最近の様子がわからないという場合も少なくありません。しばらくぶりに病院で会う場合など、昔のままの元気な親という像しかなく、家族が戸惑いや葛藤を感じていることもあるでしょう。そのような場合は気持ちを受け止め、認知症という病気について正しく理解していただくための関わりがナースに求められます。また、以前の様子、たとえば、どんな性格であったか、仕事、趣味、飼っていた動物、好きな食べ物・テレビ番組・歌・本、家族でよく出かけていた場所などについて話を聞くことで本人が大切にしてきたことなどを知ることができます。

### ❷介護の中心を担う家族からの情報収集

本人のことを最もよく知る家族から、生活における詳細な様子や支援方法について情報を得ることはケアを行う上でとても参考になることでしょう。知りたい情報を具体的に質問して、教えてもらいましょう。

### ❸本人の代弁者としての家族

本人が意思を表明することが難しい場合、治療や療養場所の決定の際に家族から本人の意思を代弁していただくことになります。その際には家族の立場と代弁者としての立場を分けて関わることが必要です。家族の立場としての意見を伺うときは「ご家族としてどう思われますか」、本人の代弁者として伺うときは「ご本人であったらこの状況で、どのように考えると思われますか」など、家族が本人の考えに思いをはせられるような声かけがよいでしょう（参照→Q24）。

## 地域の関係職種からの情報収集

入院前にすでに介護・福祉サービス等の支援を受けている場合や、施設に入所している場合には、本人・家族の同意を得て、関係職種であるケアマネジャー・訪問看護師・施設職員などから情報を提供してもらいましょう。入院前の姿を知っている人たちの持つ情報や意見は日常のケアや意思決定支援に活かすことができます。病棟ナースは地域の関係職種とともに支援をしていくことがとても大切です。

（原田かおる・工藤ゆかり）

引用・参考文献

1）中島紀惠子責任編集：新版 認知症高齢者の人々の看護．医歯薬出版．p.96-109．2013.

# 病院内外の多職種で認知症の人の情報を収集・共有するために病院にどのような仕組みをつくればよいですか？

**Answer** 認知症の人の退院支援に必要な情報を本人・家族、地域の関係職種から得て、チームで共有し、その人にとって必要な支援を皆で検討することが求められます。そのためにはできるだけ早期に効率的に漏れなく情報を得て共有する仕組みが必要となります。ここでは筆者の病院の仕組みを紹介しながらポイントを説明します。

## 地域の関係職種からの情報収集と活用

### ❶地域の関係職種からの看護・介護サマリーによる情報収集

皆さんは、ケアマネジャー、施設や訪問看護ステーション等から送られてくる看護・介護サマリーを活用していますか。サマリーには入院してきた認知症の人のこれまでの生活状況が記載されています。認知症の人は環境の影響を強く受けることを念頭に置き、サマリーに記載された情報（表）を入院中のケアや退院支援に活かすという視点を持ちましょう。ナースは、その人を知る重要な情報がサマリーに記載されていると認識し、サマリーを活用できるようにする仕組みづくりが必要です。

### ❷地域の関係職種からの情報収集の具体的な方法

入院前に地域サービス等の支援を受けていた場合には、関わりのあるケアマネジャー・訪問看護師・施設職員等に積極的に働きかけましょう。入院時、入院早期に行われる各カンファレンスの際に、地域の関係職種にサマリーを要請するという意識を持つための仕組みづくりが必要です。予定入院の患者に対し、外来で入院予約時等にナース（筆者の病院で

表｜施設からの入院時サマリー例（90歳女性・特別養護老人ホーム入所中）

|  |  |
|---|---|
| 移動 | 移動、手押し車で自立歩行、手押し車なしでは転倒リスクが高い。 |
| 更衣 | 更衣・整容・入浴は一部介助。着衣失行があるため介助が必要。 |
| 食事内容 | 普通食米飯、副食は一口大。<br>食事の途中で注意がそれると食事が中断するため、声かけが必要。 |
| 排泄 | 排尿・排便ともにトイレ使用。尿・便意あり。夜間は0時頃に1回あり。 |
| 睡眠 | 良好。朝は5時に起床してお茶を飲むのが習慣。 |
| コミュニケーション | 老眼にて眼鏡使用、右耳に難聴あり補聴器使用。<br>聴こえていなくても合わせて返答をすることがある。 |
| 生活歴 | 長男家族と暮らしていたが、7年前に施設に入所。 |
| 本人の意向 | 最期まで施設で楽しく暮らしていきたい。延命処置はいらない。 |
| 家族の意向 | 施設で穏やかに暮らしてほしい。施設での看取りを希望する。<br>治るのであれば医療は受けさせたいが延命治療は希望しない。 |

は入院時支援担当者と呼んでいます）が面談し、退院支援の必要性を把握するなどの入院時支援を導入している施設では、その時点でサマリーを要請することもできるでしょう。また、地域の関係職種に来院をお願いし、支援方法等の情報共有や意思決定支援方法についての意見交換をすることも効果的です。退院支援部門や病棟の退院支援職員として医療ソーシャルワーカー（MSW）が配置されている場合などは、MSWが依頼していることが多いと思います。しかし、情報の内容によっては、退院支援看護師や病棟ナース等の看護職が直接連絡を取り情報を得ることが必要です。たとえば、入院後にむせ込みが強い人の食事について、嚥下状況、食事形態、食事姿勢、環境など医療的な要素がある場合です。

なお、連絡をする際には事前に本人・家族に了承を得ましょう。また、施設や訪問看護ステーション等の状況を察した時間帯の連絡やカンファレンス日程の調整が大切です。

## 多職種で情報収集・共有するための院内の仕組み

### ❶入院時早期の情報収集と共有

入院前、入院時早期に情報を収集し、多職種から追加情報を得て、ケアや退院支援に活かします。入院前の支援で得た情報が入院後のケアに活かせるよう、入院予約時に本人と面談をした入院時支援担当者と、病棟ナースとの情報共有の工夫が必要です。

### ❷カンファレンスの活用

認知症の人への支援では多職種で情報を共有し、話し合いながら支援をすることが求められます。筆者の病院では図に示すように、看護職間、医療者間、地域の関係職種を交えたカンファレンスを適宜開催しています。治療や療養場所など方向性を検討する際に本人の意思表明が難しくなっている場合などは、本人・家族とともに地域の関係者と共に話し合い、本人の意向に沿って方向性を決定しましょう。限られた時間であっても時間を確保して話し合うことで支援の方向性が見えてくるでしょう。

図｜情報共有・カンファレンスの仕組み例

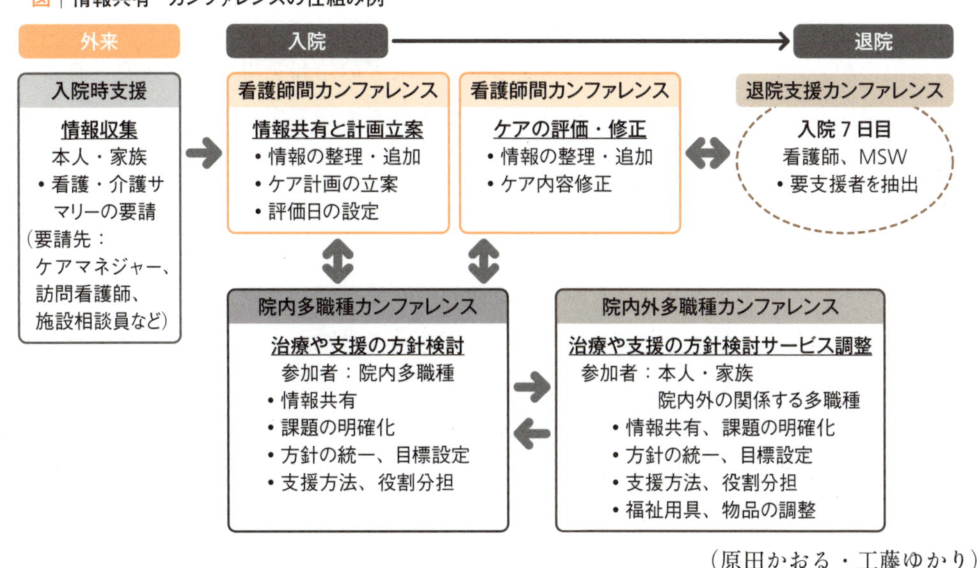


（原田かおる・工藤ゆかり）

# 認知症の人の家族と入院時にどのように関わればよいですか？

Answer

退院後の療養生活に向けて、ナースのケアの対象は認知症の人だけでなく家族も含まれていることを家族にも認識してもらい、パートナーシップを結びましょう。その上で、どのような生活がしたいのか認知症の人や家族の希望に沿えるようなお手伝いをするという姿勢を示しながら、家族の家庭の状況について、多角的に情報収集をしましょう。

## 入院時は家族に関われるチャンス！

平均在院日数が短くなり、入院中に家族と話す機会も少なくなっています。入院時は、家族に関わることができる貴重なチャンスです。まずは、退院後の療養生活に向けて、ナースは認知症の人だけでなく、その家族もサポートする役割を持つことを認識してもらいましょう。認知症の人と家族には、自宅でどのような生活がしたいのかを考え、実現に向けて活動する権利があります。出会って間もないナースに、プライベートな領域である家族や家庭の状況をいろいろと聞かれることは心地のよいものではないかもしれません。なぜナースが家庭の状況を尋ねるのか、その目的をお伝えしましょう。退院の準備は今から始まっていること、一緒に退院の準備を進めていきたいことを伝え、パートナーシップを結びましょう。

家族にとってナースは支援者である、と認識してもらえると、家族からの情報は得やすくなります。また、入院中、認知症の人を看護するためには、家族からの情報は不可欠です。特に、認知症の症状は個人差が大きいため、自宅での日常生活でどのようなことが困難だったのか、どのような注意や配慮が必要なのかなどの情報を得ておく必要があるので、入院時に家族とコミュニケーションを取ることはとても大切です。

## どのような家族の情報が必要？

### ▶家族とは誰のこと？

認知症の人が入院するとき、私たちは付き添いの家族だけに普段の状況などを尋ねがちですが、その人がキーパーソンとは限らないということを頭に入れておく必要があります。普段の状況には詳しくないけれど、依頼されて来院に付き添っているだけかもしれません。また、認知症の人を介護する家族自身も認知症である場合があります。家族の定義はさまざまですが、血縁関係や同居関係とは限りません。また、本人が認識する家族の範囲、キーパーソンは誰なのか、退院後の生活を支えるのは誰なのかを知る必要があります。

### ▶情報収集をするときの注意点は？

入院前の生活の様子をよく知っている人を中心に情報収集をしましょう。可能であれば、複数の家族から情報収集をすると、より多角的に認知症の人の自宅での状況をアセスメントすることができます。家族から話を伺う際には、プライバシーに配慮することや家族ができるだけ自由に話せるように意識することが大切です。家族がどのようにその人の療養生活を支えてこられたのかを尋ね、認知症の症状や関連する生活上の困り事を確認しましょう。

家族には、まず、今までの介護の大変さへのねぎらいや頑張りを認めるような言葉をかけましょう。家族の頑張りを認めることで、家族はこれまでの介護を肯定的に振り返ることができるかもしれません。ナースは退院に向けて、家族の希望の確認や家族の協力の可能性、家族の介護力などを見極める必要があります。また、それぞれの家族によって、困り事や心配事は多様です。

## 具体的な家族への支援とは？

予防的な看護に努めながら、入院によりADLの低下、セルフケア力の低下などが起こる可能性があることを伝え、家族の動揺を緩和し、入院前と同じ状態で退院できない可能性があると伝えておくことも大切です。また、退院に対して負担感を抱く家族の不安を受け止め必要な支援へつなげることや、認知症の人や家族の意向を確認し意思決定を支援することが必要です。

また、家族にお会いしたときに、ナースとして「気になるなぁ」と感じることがあるかもしれません。「気になる家族」とは、①病状の受け入れができていない、②退院指導や栄養指導の際に非協力的な態度を示す、③本人と家族の希望が一致していないなどがあります[1)]。

たとえば、なかなか面会に訪れることがなく、栄養指導の際に非協力的な態度を示した家族がいたとします。このような状況において、ナースが自分の先入観や価値観で、「○○さんに関心がないのかしら！」と否定的な感情を抱いてしまうと、「あの家族は関わりにくい」となり、ナースと家族の相互作用はよくない方向に進み、家族への支援が難しくなります。

家族への支援においては、自分の価値観でものを見ずに、家族の個別性を理解していく姿勢が大切です。なぜ、家族がなかなか面会に来られないのでしょうか？　それは、その人への関心が薄いという理由ではないかもしれません。家族の状況をアセスメントできているのでしょうか？　他の家族員にも介護が必要な状況であったり、その家族自身も療養されている状況であるかもしれません。入院時から、家庭の状況について、多角的に情報収集していきましょう。

（本田 順子）

**引用・参考文献**

1）畠山とも子：気になる家族．プロフェッショナル がんナーシング2(6)：700-704，2012．
2）山本さやか，百瀬由美子：病棟看護師の退院支援における包括的評価指標の作成．日本看護研究学会雑誌40(5)：837-848，2017．

# Q22 認知症が疑われるものの診断は受けていない人に早期から退院支援を行うにはどうすればよいですか？

**Answer**

認知機能の低下により何らかの生活のしづらさを生じている、という視点で、支援が必要な患者を早期にキャッチし支援を開始することが大切です。退院支援が必要な人を早期に抽出するスクリーニングシステムの中に認知症の知識を基にした要素を組み込み、入院に至った経緯などの情報から認知症が隠れていないかという視点でアセスメントすることが必要です。また、多職種によるカンファレンスも活用しましょう。

## 認知症が疑われる人に早期から退院支援を行うための視点

身体治療の目的で入院した高齢者が、認知症の診断はないものの、入院生活の中で病室を間違える、説明したことを忘れる、夕方になると「帰らないと…」と言ってそわそわし始めるなど、認知症が疑われる場合があります。この場合、認知症か否かが問題なのではなく、何らかの原因によって認知機能の低下が生じ、そのことが治療や療養生活に影響を及ぼしていることを問題と捉え、退院後の生活を見すえた支援を開始することが大切です。そのためのポイントについて説明します。

### ❶本当に認知症なのか？を判断する

まず認知機能の低下の要因を探ることが必要です。せん妄は入院患者の20〜30％に合併するといわれ、一過性の意識障害により認知機能が一時的に低下するため認知症との鑑別が困難なことがあります。せん妄と認知症では対応方法が異なること、せん妄は急激な発症、日内変動であること、一過性であることなどが特徴[1]として挙げられます。せん妄であるのか認知症なのかにより、治療や退院支援の対応が違ってきます。せん妄症状を発症しているのか、認知症による行動・心理症状なのかアセスメントするためには、病前の生活行動と今の行動を照らし合わせ、認知機能の低下および生活への影響がいつから、どのように起きたかの情報を丁寧に聴取して判断することが必要です。

ベッドサイドで簡単に認知症のスクリーニング検査を行う方法の1つを紹介します（表）。これは、日常会話の中で記憶障害や見当識障害をチェックするもので、1つでも失点があった場合には詳しい検査を検討します。しかし、認知機能の評価をされていると感じることは一般の人にとっても、認知症の人にとっても大きなストレスとなります。実施の際には本人を試すような尋ね方は慎み、さりげなく尋ね、その際の返答内容、表情などを判断材料としてください（参照→Q18）。

### ❷何ができて何ができないのか、それはなぜか、を明確にする

認知機能の低下が、生活にどのような影響を及ぼしているのか、本人や家族の困り事を

**表｜ベッドサイドでの簡単な認知症スクリーニング検査**

・おいくつになられましたか？
・TVや新聞はみますか？
　最近のニュースで印象に残っているニュースはありますか？
・ところで今日は何月ですか？
　季節は春、夏、秋、冬のどの辺ですか？

［文献2）より引用］

明確にすることが大切です。そのための具体的な行動としては、本人の入院中の生活行動（ADL・IADLなど）を観察する、病前の生活の情報と今の状況と照らし合わせる、できること、できないことを明確にし、必要な支援を実施しながら経過をみることが必要です。また、本人や家族に日常生活で困り事はないかを尋ねたり、家族にこれまでの本人の様子との違いを感じるかを確認すること等が挙げられます。

## 入院時スクリーニングとカンファレンス

入院時に丁寧な情報収集を行い、退院支援の必要性をスクリーニングし、関係職種で情報共有した上で、支援を開始します。退院支援に関するシステムの中に認知症に関する情報収集やアセスメントする内容を組み込み、カンファレンスで検討しましょう。筆者が所属する病院のシステム（参照→Q20）を例にしてポイントを紹介します。

### ❶入院時スクリーニングにおける認知症の人（認知症が疑われる人）の抽出

入院時に退院支援のスクリーニング表とともに、総合機能評価、基礎情報収集、看護必要度などの項目を用いて、認知症が疑われ、退院支援を要する人のスクリーニングを行います。スクリーニングでは、①認知症の診断を受けているか、②認知機能の低下があるか、③認知症治療薬を服用しているか、④看護必要度の項目で「診療・療養上の指示が通じない」、「危険行動がある」と判断されているか、等を確認します。内服薬の飲み忘れにより慢性心不全が急性増悪して入院するケースや、本人の認知症の進行や介護力の低下による褥瘡発生から入院となるケースもあるので、入院の経緯から認知症を疑うことも大切です。

### ❷カンファレンスの活用

入院時のスクリーニングにより認知症が疑われる場合には、日々の看護師間カンファレンス等で、せん妄と認知症との鑑別や、認知機能低下の程度を情報共有してケアを検討します。看護ケアは、認知症症状の悪化を予防し、身体疾患の治療を円滑に受けられるように環境に留意して実施し、評価を行います。また、退院支援カンファレンス等を活用し、多職種で協力・連携して支援できるようにします。

（原田かおる・工藤ゆかり）

**引用・参考文献**

1）厚生労働省 老人保健健康増進等事業：看護職員認知症対応力向上研修（対応力向上編 せん妄）．2015．
2）鷲見幸彦監修：一般病棟で役立つ！はじめての認知症看護 あなたの患者さんが認知症だったらどうする？．エクスナレッジ．p.195，2014．

# 認知症の人の意向をどのように把握していけばよいですか？

Answer

認知症の進行とともに、言語的なコミュニケーション能力は失われていきますが、感情や意向を表出する能力は保たれています。言語・非言語的コミュニケーションを駆使して、本人の意向の表出を促し、表出された意向を繰り返し確認していきましょう。また、その人の人生を知ることが意向をくみ取るヒントになることもあります。本人をよく知る家族や知人、地域のスタッフからの情報も参考にしましょう。

## 認知症の人の意向を把握するためのコミュニケーションの基本

### ▶情報を伝える際のポイント

認知症の進行とともに言語的なコミュニケーション能力が失われます。認知症の人が理解できるようにわかりやすい言葉を選択し、情報処理できる長さの文章で情報を伝えるなどして、意向の表出を促すことが必要です。具体的には、認知症が軽度の場合は複雑な言葉を避け、中等度の場合は5～6単語、重度の場合は3～4単語程度の長さの文章で伝え、本人から表出された意向を確認します。返答がない場合、理解できていない可能性があるため、さらに短い文章にして伝えます。

複雑な意向の場合は、要点を整理してわかりやすく選択肢を提示し、医学的な説明をするときはわかりやすい言葉に置き換えて伝えましょう。加齢に加え認知症の進行により情報処理速度が低下していくので、通常の倍程度の時間をかけて伝えていき、本人を焦らせることがないように、ゆったりとした姿勢で待つことが大切です。

### ▶意向の表出の際に配慮すること①視聴覚機能への配慮

視聴覚機能が低下すると、意向の確認の際に勘違いや誤解が生じやすくなります。難聴の場合は周囲の音と言葉の区別が難しいので、言葉が聞き取りやすいように静かな場所で伝えましょう。補聴器を使用している場合は装着し、補聴器がない場合は集音器を用いたり、文字による理解が可能であれば書いて伝えたりします。視力低下がある場合は相手の表情や文字などの情報を得られにくくなるため、部屋の照明にも配慮が必要です。

### ▶意向の表出の際に配慮すること②集中力への配慮

認知症の進行とともに注意力が低下するため、会話への注意も持続しなくなります。周囲の人の動きやテレビの画像などに意識が向いてしまうと会話が中断されてしまいます。会話に集中できているか確認し、集中していない場合は「○○さん」と相手の名前を呼んだり、「今、このようにお伝えしました」など、声をかけたり、身体の一部に触れたりと会話に集中してもらうような工夫をしながら意思の表出を促しましょう。

また、認知機能の低下によりストレスに耐える力も低下するため、日常のささいな刺激にも翻弄されます。刺激が多い病院の環境では、脳の疲労も蓄積し物事への集中を妨げます。意向の表出を促す際は、本人の集中できる時間帯を選ぶことが重要であり、疲労が蓄積しやすい夕方から夜の時間帯を避ける配慮も必要です。

### ▶表出された意向は変わることがある

認知症の人に限らず、意向は時間の経過や本人が置かれた状況などによって変化することがありますから、1回確認すればよいわけではありません。確認は複数回行い、その都度表出される意向をくみ取ることが必要です。異なる意向が表出された場合、一見、矛盾していると思うかもしれませんが、その時々の表出される意向を真の意向としてくみ取ることが必要です。さらに、なぜそのように思うのか、その理由が推測できると真の意向を考える上で役立ちます。

### ▶日常生活の中で表出される意向もヒントになる

何をどこで誰とどのように行うか、1日の過ごし方も意向の連続です。ささいに感じられる1つひとつの選択や決定も認知症の人にとっては大変なことです。日常生活の中で表出される意向からもその人が何を大切にしているのか、どのような希望があるのか推測できます。日常生活の中での意向をくみ取っていくことによって、治療や今後の療養の場の選択などの重大な事柄の意向を知ることにもつながっていきます。

## 非言語的なサインや生活歴も重要な情報源

### ▶非言語的に発せられる微弱なサインをキャッチしていこう

言語的な表出が困難でも、相手の表情や雰囲気を読み取る能力は維持されています。アイコンタクト、表情や身体の部分を指し示すなど、非言語的コミュニケーションを積極的に活用しながら情報を伝えていきましょう。伝える一方で、認知症の人の視線、表情や身ぶり・しぐさなどから発せられる非言語的なサインから意向をくみ取りましょう。弱った身体から発せられるサインは微弱であり、医療者側の感性が高くないと見過ごしてしまいます。精一杯に発している非言語的なサインをキャッチし、意向をくみ取っていきます。

### ▶生活史が何を大切にしてきたのかを知る手がかりになることも

認知症の人の1人ひとりに固有の歴史があります。現在の意向をくみ取るためには、過去の生活に目を向けることが必要です。今までの人生で重要な物事をどのように決断してきたのか、病いや死をどのように意味づけていたのか、生活を営む上で何を大切にしてきたのか、どのようなこだわりがあるのか等を知ることは意向をくみ取る際の手がかりになることがあります。

なお、言語的な表出が難しくなった認知症の人の場合は家族や知人などから情報を得て、信条や価値観を踏まえて本人が望むであろう意向をともに考えながら支援しましょう。

（和田奈美子）

引用・参考文献

1）小川朝生：意思決定能力．臨床精神医学 45(5)：689-697，2016.
2）厚生労働省：認知症の人の日常生活・社会生活における意思決定支援ガイドライン，2018.

# Q24 認知症の人の家族の意向をどのように確認していけばよいですか？

Answer

認知症の人自身の意向を尊重することが基本ですが、その人の意向が家族に与える影響は少なくないため、家族の意向とその背景を確認することは大切です。家族の意向の確認を行うにあたりナースに求められることは、確認する理由を説明すること、意向を話す環境を整えること、家族の心情に配慮することです。また、家族の意向が確認できない場合は、医療チームが認知症の人の意向を推測し、認知症の人が納得できるであろう医療・看護・生活のあり方を丁寧に検討することが必要です。

## なぜ、家族の意向を確認する必要があるのか？

まず、認知症の症状にかかわらず、認知症の人にも意思があること、そして自己決定権があることを前提として考えておかなければなりません。認知症の人が自分の意向を決定するために必要な情報について、私たちは、理解できる方法で説明し、決定したことを尊重する必要があります[1)]。また、その人が持つ能力を最大限活かし、日常生活や社会生活に関して認知症の人自らの意思に基づいた生活を送れるよう、意思決定支援を行うことが望まれます[2)]。しかし、併せて家族の意向も確認する必要があります。

その理由は、認知症の人が自らの意向を表明し、それを最大限尊重した退院後の療養先やその人に適した生活様式が決定できたとしても、家族はその決定により何らかの影響を受けるからです。また、認知症の人がうまく意向を表現できない場合、本人の意向を推測する必要がありますが、それを考えられるのは、その人をよく知っている家族であるからです。

## 家族の意向をどのように確認するのか？

私たちナースは日々、認知症の人や家族の生活がよりよいものになってほしいとの思いから、家族の意向を確認していますが、確認する理由を家族に丁寧に説明しているでしょうか。説明がなければ、家族は「なぜこのことを聞くのだろう？」、「何を聞きたいのだろう？」と不安を覚えます。また、意向について話をする準備も整わないため、私たちが確認したい情報を適切に得ることができません。そのため、家族の意向を確認するときには理由を説明することが望まれます。

また、皆さんも体験したことがあると思いますが、家族は家族の意向について話すとき、認知症の人だけでなく自分たち家族への影響についても考えて話します。たとえば、今後の療養先に関して話をしていた際に、家族から「本人は帰りたいと言っていますが、今の状態だと世話をし切れないし、私も倒れてしまうかもしれない。だから家族としては転院や施設を希望したいです」といわれたことはありませんか。こうした発言には、「本人の意向も大切にしたい、でも、私たち自身のことも心配…」という家族の思いが表れています。このような家族自身への影響を含む内容については、本人がいる前では話がしづらいことがあるため、家族に意向を確認する理由を説明するとき、本人が同席してよいか、別の場所で行うのがよいかなど、面接をする場面を調整することが望まれます。

さらに家族は、施設入所を検討するなどの場面で本人の意向と相反する意向を持っている場合に、自身を責めたり、このような意向を語ることで医療者から批判されないか、といった心配を抱えています。そのため、家族が抱えているありのままの思いを話してもよいこと、どのような意向であっても批判しないと保障することを伝え、意向の理由も確認して、家族の心情の理解に努めるようにしましょう。

## 家族の意向を確認できない場合はどうするのか？

認知症の人が意向を表明できない場合で、さらに、その人に家族がいない、家族も意向を表明できないといった場合があります。筆者の経験では、二人暮らしの夫婦ともに認知症であったケース、独り暮らしで死別した夫から依頼を受けた弁護士が財産管理し介護サービスを受けていたケース、などがありました。

このような認知症の人が病院に入院した場合、その人の意向を推測して検討するのは、入院先の病院の医療チームであるといえます。そのため、認知症の人の推測される意向は何か、その人の意向を尊重した治療の方向性や生活は何か、そのために医療チームは何をなすべきか、ということについて倫理的な視点も含めて多職種で状況を整理し、検討することが望まれます。もし、認知症の人が在宅医療や介護サービスを利用していた場合は、そのスタッフの人たちとともに状況を整理し検討することで、よりその人の意向に沿う治療や生活につながりますので、ぜひ、一緒に検討してみるとよいでしょう。

（永冨 宏明）

**引用・参考文献**

1）稲葉和人，板井孝壱郎，濱口恵子編：ナースの“困った！”にこたえる こちら臨床倫理相談室．南江堂．p.122-126，2018.
2）厚生労働省：認知症の人の日常生活・社会生活における意思決定支援ガイドライン．［https://www.mhlw.go.jp/file/06-Seisakujouhou-12300000-Roukenkyoku/0000212396.pdf］
3）家族看護実践支援センター編：DVDBOOK臨床での家族支援3 複数面接での関係づくり．日本看護協会出版会，2013.
4）野嶋佐由美，渡辺裕子編：家族看護21 認知症の人と家族へのケア．日本看護協会出版会，2013.

# 認知症の人の退院後の問題の特定や退院支援の方向性を検討する際にどのようなことに留意して多職種でアセスメントすればよいですか？

**Answer** 退院後に起こり得る問題を特定し、退院支援の方向性を検討するためには、多職種によるチームづくりが重要です。認知症の人の入院前の暮らしや入院契機となった背景を十分に情報収集し、多職種でアセスメントを行い、退院後の生活を予測した上で退院支援を行いましょう。

認知症の人の退院後に起こり得る問題を特定したり、退院支援の方向性を検討する際に、多職種でアセスメントすることが重要です。なぜなら認知症の人は、退院後にADLやIADLの低下により自分だけでは生活が困難になることが多いからです。認知症の人が生活困難にならないように、介護者やインフォーマルな人々の協力を得て社会福祉サービスを受けながら生活再編をしていくことが必要です。また、生活再編のために認知症の人を見守り支援することや、体制構築のために多職種でアセスメントし連携しながら調整することが大切です。

## 多職種チームによるアセスメントや支援の必要性

退院後に起こり得る問題を特定したり、認知症の人が退院後に地域で暮らすことを考えて、退院支援の方針を検討するためには、多職種によるチームづくりが重要と考えています。本人にとっての目標を多職種チームで共有し、その人の価値観や、さらに連携メンバーである各種専門職の役割や専門性も踏まえながら、ともに退院のゴール目標を目指して退院支援を行うことが重要です。

認知症の人の退院後に起こり得る問題や、支援の方向性について多職種で検討する際には、ナースが主体的に関与することが不可欠です。たとえば、「生活面への影響」は、作業療法士が生活機能をアセスメントをすることが多いですが、病棟ナースは24時間を通して入院中の認知症の人の状況を把握している職種です。一般病棟に入院している認知症の人は、健康課題を有していると考えられ、身体面もアセスメントできるナースが情報を提供しチームでマネジメントすることが大切です。ナースの視点として今後の病状予測をしながら、認知症の人の意向を知り退院支援することが求められています。

新オレンジプランを踏まえて打ち出された2016年度の診療報酬改定では、身体疾患のために入院した認知症の人に対する病棟ケアや多職種チームの介入について認知症ケア加算の新設がありました。この加算のためには、認知症の診療について十分な経験と知識を有する専任の常勤医師、認知症の人の看護に従事した経験があり研修を修了した専任常勤看護師、退院調整の経験がある専任の常勤社会福祉士か精神保健福祉士の配置が要件になっています。この加算新設の結果、急速に多職種チームによるケアが促進されてきています。このように診療報酬改定からもわかるように、多職種で認知症ケアをしていくことが求められてきています。



## 認知症の人の退院支援の方向性

### ❶今後の治療や療養目的、本人の意向を踏まえた退院先の検討

退院先を検討する際は、今後の治療や療養目的を踏まえることが必要です。たとえば、今後、身体的問題に対する治療やリハビリが必要なのか、あるいは認知症の行動・心理症状に対するケアを重視するのかによって、病院か施設かなど選定先が異なります。さらに、転院先を選定する場合、脳疾患や整形疾患後のリハビリが目的であれば回復期リハビリテーション病棟を有する病院、肺炎や心不全によるADL低下の回復を目指す場合は地域包括ケア病棟を有する病院、長期入院を希望する場合は療養型病院と、機能別に合わせて病院を検討します。その際、認知症の人の希望を大事にし、その人が穏やかに暮らせることを考え、転院や施設などを検討していきます。

### ❷病棟ナースによる認知症ケアを踏まえたアセスメントや日常ケア

病棟ナースは認知症の人のケアを実践し、悪化させずになるべく入院前と変わらない生活ができるように調整することがとても大切です。そのケアとして、**①行動・心理症状やせん妄が起きないように予防ケアを実施する**、**②日常生活における基本的なニーズに関して、言語的な表現が困難なことがあるため非言語的な表情や行動から把握する**、**③記憶障害の程度を丁寧にアセスメントする**、**④身体面を包括的にアセスメントすることで、苦痛や不快感を最小限にする**ことです。特に排泄に関しては、認知症の人だけでなく人として、「自分で実施したい」という気持ちがあり、そのニーズに応えられるようにすることは自尊心を保つためにとても大切です。何が障害されていて排泄ができないのか、理由を他職種とともにアセスメントし、本人がなるべく自分で行えるように支援しましょう。

### ❸多職種チームでアセスメントや支援をするための体制の構築

認知症の人に対する病棟ナースによるアセスメントやケア実践について、具体的な内容や根拠を他職種に伝え共有することで、多職種が協働できる支援体制を構築していくことも重要です。それぞれの職種の専門性を理解し尊重し、コミュニケーションを取りながら支援を実践していきましょう。そして、院内のスタッフだけでなく院外の地域のスタッフや、認知症の人を支援してくれている、インフォーマルな人とも顔を合わせて、病院内外の多職種チームによる支援体制をつくるようにしていきましょう。

（石原ゆきゑ）

引用・参考文献

1）鈴木みずえ編：急性期病院で治療を受ける認知症高齢者のケア．日本看護協会出版会，2013.
2）石原ゆきえ，井上健朗：時系列でみる！多職種協働事例で学ぶ 退院支援・退院調整．日総研，2014.
3）瀧上恵子：認知症を有する人の退院支援評価尺度の開発とその信頼性・妥当性の検討．勇美記念財団，2012.

## 認知症の人が入院すると退院後にどのような問題が起こりやすいですか？

Answer

認知症の人は、入院による生活機能の低下や、せん妄、認知症症状の悪化に伴う問題などが起こりやすくなります。そのため、入院前のADLやIADL状況を把握し、入院したことでADL低下やせん妄、認知症症状が出現、悪化しないように、予防ケアに努めることが重要です。
また、個人の生活歴や性格から認知症の人のその人らしさを捉え、今までの生活に合わせた環境に調整します。行動・心理症状に対しては「なぜその行動を起こしているのか」という視点から、包括的にアセスメントしましょう。

認知症の人が入院することによって、退院後に引き起こされる問題は大きく2つあると考えています。1つ目は病気や入院中の治療などによりADLが低下し、退院後に医療や介護サービスが必要になってしまうこと、2つ目は入院したことによる環境の変化で適応困難となり、せん妄の発現や見当識障害、失認、失行、失語の認知症症状の悪化から起こる、IADLを含めた生活面に影響を及ぼすことです。

どちらも長期入院になることで更なる悪化を引き起こすため、早期から予防ケアに取り組むことで、悪化につなげないことが重要です。

### ADL低下を防ぐためのアセスメントとケア

退院後に引き起こされる問題の1つ目として、入院の治療や症状によりADLが低下し、退院後に医療や介護サービスが必要になってしまうことを考えてみましょう。一般病棟に入院すると病気は改善しても「歩くことがおぼつかなくなった」、「普通のご飯が食べられずお粥を食べるようになった」、「寝てばかりいて寝たきりになってしまった」など身体機能が低下したという言葉が多く聞かれます。一般病棟での治療は、輸液療法や身体症状により安静となることが多く、臥床している期間が長いと筋力が低下しADLが低下してしまいます。さらに治療のため絶食が強いられることで食事が開始となっても、嚥下機能が低下してしまい、食事摂取が困難になってしまい栄養の問題も浮上します。このように認知症の人の身体症状が悪化してしまうと、なかなか改善せず、さらに状態が悪くなることも多く、入院目的以外の治療やケアが必要となってしまうことがあります。

一般病棟のナースとして、身体症状を悪化させないケアをすることが重要です。それには認知症の人の苦痛が何かを把握し、苦痛を緩和できるケアが大切です（参照→Q35）。また、ADLを低下させないために、今までの生活を知り、それに少しでも近づけられるような生活リズムをつくる工夫をすることが必要です。

安静であってもその範囲内でベッドを挙上したり、ベッド上でのリハビリを導入し筋力維持をしたり、絶食であっても嚥下体操を取り入れたりしながら、ADLが維持できるケアを検討していくことが重要と考えています。入院中の制限を把握し、身体症状へのケアと今までの認知症の人の生活をどのように組み込むかが、大きな鍵になると思っています。

## 認知症症状の悪化が起きないようなアセスメントとケア

認知症の人が入院したことで身体面ばかりでなく、「急に物忘れが酷くなり、さっき話したことをまったく覚えていない」「話のつじつまが合わなくなった」などの認知機能の低下も起こることがあります。たとえば、心臓疾患や肺炎、骨折などによる緊急入院の場合は、突然のことであり認知症の人は入院目的を理解できず、環境変化に適応することが困難であり見当識障害、失認、失行、失語の認知症症状が悪化し問題が生じます。入院した場合、検査の必要性を説明されても何をいわれているか、理解できないと不安になってしまい、不眠になってしまいます。そうすると、チューブ類の自己抜去や転倒のリスクがあるという理由から、身体拘束されてしまいベッドから動かないケアを優先されることがあります。そうなると認知症の人は、ますます混乱しせん妄や行動・心理症状が発症してしまい、退院が遅延したり、入院前のもとの生活に戻るのが困難になることがあります。このように認知症の人が入院したことで症状が悪化しないように、個人の生活歴や性格から認知症の人を捉え、身体拘束を避けることが重要です。

認知症の症状が悪化しないためには、入院前どんな1日の暮らしをしていたか詳細に情報収集すること、週間予定なども聞きその人の暮らしを把握することがとても大切です。たとえば、①朝起きていた時間には声をかけ起きてもらう、②デイサービスに行っていた日に合わせてシャワーを取り入れる、③家でのオムツ交換の時間に合わせて実施する、④昼寝の時間を確保する、⑤夜寝る時間を合わせることなどです。病院の時間に認知症の人を合わせることが、本人のペースに合わず混乱させてしまう原因になるのです。そのため、入院前の暮らしを詳細に聞き、その日課に合わせた1日のスケジュールを組んでケアしていくことが大切だと考えています。

認知症の人は自分の意思をはっきり伝えられないことが多くあるため、状態が変化したことも見落とされがちになります。たとえば、癌終末期の認知症の人が、癌性疼痛が増強していることを言葉で「痛い」と訴えることができず、ベッドから起き上がろうとして医療者に不穏行動と捉えられてしまう場合があります。「なぜその行動を起こしているのか」をアセスメントし、ちょっとしたサインを見逃さない洞察力を持つことが重要です。

せん妄を起こさず、認知症症状を悪化させないケアを考えることが、退院後の生活に大きく影響するため、入院前の生活を入院中でも維持できるようにケアを考えていきましょう。

（石原ゆきゑ）

**引用・参考文献**

1）鈴木みずえ編：急性期病院で治療を受ける認知症高齢者のケア．日本看護協会出版会，2013.
2）石原ゆきえ，井上健朗：時系列でみる！多職種協働事例で学ぶ 退院支援・退院調整．日総研，2014.

# 認知症の人の退院先や退院支援の方向性を検討する際に留意することは何ですか？

Answer

認知症の人の退院先や、退院支援の方向性を検討する際は、まず、本人の意向を確認することが重要です。家族に対しても、思いを考慮したり、精神的に支援しながら、どこで療養することがよいかなどを相談しましょう。また、認知症の人とともに家族への支援にあたっては、入院中から地域の支援スタッフとの連携体制を構築しておきましょう。

認知症の人が住み慣れた地域で安心して暮らしていくために、どこで、どのような療養体制かを入院時に把握することは重要なことです。まず、1人で暮らすことができているのか、誰と一緒に暮らしているのか、施設で暮らしているのか、その住まいで生活をするのに何かしら誰かの手を借りる必要があるのかを把握しましょう。その中で本人の意思を確認し、家族と相談しながら、医療や介護サービスなど社会資源を活用し退院調整することが前提にあります。

## 認知症の人の意向の確認が重要

認知症の人の退院先や今後の方向性を検討する際に、認知症の人自身がどうしたいと思っているか、今まで何を大切に暮らしてきたか、どこで今後療養していきたいかということを知ることが大切です（参照→Q23）。その人が理解できるように、平易な言葉や繰り返しの説明や紙面で常に見えるようにしておくことも大切です。また認知症の人の個々それぞれの生活を考え、日常生活を送る上で困難な内容がないかアセスメントしましょう。

認知症の人は時間や経過が長期化すると、自分の意向がはっきりしなくなることもあり、家族が代理意思決定することも多くなります。しかし、本人の意向の確認不足や急な入院により今までの本人の思いが確認できていないことがあり、病院では意思決定する際に困ることもあります。

そのため現在では、意思決定支援のためのアドバンスケアプランニング（ACP）の考え方も普及してきています。ACPとは、今後の治療・療養について本人・家族と医療従事者が、本人の意向に基づき予め話し合うプロセスです。

ACPは万が一のときに備え、事前に話し合いをすることが大切ですが、本人に認知機能の低下がみられたり、あるいは認知症と診断された場合には、その時点から認知症の人を取り巻く人々が考えておくことが重要です。医療者としても今後どのような症状が出現する可能性があるか説明しながら、本人の意思が確認できるときに関わっていくことが求められています。

## 家族の思いを確認し、精神的に支援する

退院支援の方向性を検討する際に留意することは、家族の思いの確認と、精神的支援です（参照→Q24）。介護している家族にとって認知症の人は、感覚・知覚・注意・記憶・見当識など認知機能が低下していても、今まで一緒に暮らしてきた「個」であり、かけがえのない人です。家族はその人を支援し、ニーズをわかちあいながらコミュニケーションを図っています。しかし、自分の生活や気持ちを抑えながら認知症の人の介護を実施してきた家族の場合、疲労困憊になっている人もいます。そのため入院したことでほっとできたり、今までの介護がよかったのかと葛藤することもあったりします。介護してきた家族の思いを傾聴したコミュニケーションを取り、ねぎらいながら話を引き出すといった精神的支援も大切になってきます。本人と家族との思いのすり合わせをし、お互いを尊重できることも大切となります。

認知症の人が入院したことで、環境の変化や、身体的な苦痛や治療によって「入院前は本人でできていたのに、入院したらできなくなった」と思うことがあり、本人や家族は今後の生活に不安を感じます。一般病棟では「治療」することが目的なので、入院契機となった疾患の治療に関しては説明されても、ADLやIADLの低下リスクについて説明が不足することがあります。病棟ナースは身体機能の低下などの入院中のリスクを説明し、本人や家族に退院後の生活をイメージしてもらうような支援が重要です。

## 地域の支援スタッフとの連携体制を構築する

退院後の家族支援状況や、インフォーマルな支援も把握し、必要であれば地域のサービスを調整していくことが重要となります。認知症の人や家族も初めて地域サービスを利用するときは、「聞いたことはあるがよくわからない」、「知っているけど理解はしていない」というのが実態であることもあります。家に人が入ることを拒む人もいます。また、本人や家族が有料老人ホーム等への入所を希望しても、認知症を有していることや、医療ニーズが高いことにより、入所を断られる場合もあります。居住地域で実際に利用できるサービスや施設等を本人や家族だけで見つけて調整するのは困難なことが多いです。そのため、本人や家族の退院先や地域サービスに関する認識や希望を確認し、今後の方針を検討するのに必要な情報を提供できるよう、地域でどのように支えてもらうかを入院している間に確認・相談し、地域の支援スタッフとの連携体制を構築していきましょう（参照→Q56）。

（石原ゆきゑ）

引用・参考文献

1）公益社団法人日本看護協会：認知症ケアガイドブック．照林社，2016.
2）鈴木みずえ：急性期病院で治療を受ける認知症高齢者のケア．日本看護協会出版会，2013.
3）石原ゆきえ，井上健朗：時系列でみる！多職種協働事例で学ぶ 退院支援・退院調整．日総研，2014.

# 退院先や退院後の生活について認知症の人や家族とどのように合意を形成していけばよいですか？

Answer

疾患の受け止めや理解、今後の生活について、本人と家族の意向を引き出し、本人と家族、医療者間にズレがないか確認し、本人・家族・医療者間での生活のイメージやゴールを共有することが重要です。本人が意思決定することが困難な場合には、その人のこれまでの生活史から本人の意思を推定し、本人にとっての最善を考え、支援チームで合意形成を行うことが大切です。

## 本人と家族の意向を引き出す

本人と家族が、病気に対する受け止めや理解においてどのような認識を持っているのか、これまでどのような暮らしをしてきて、今後どのような生活を送りたいと考えているのか、それぞれの意向を引き出すことがファーストステップとして重要です（参照→Q23, 24）。1日をどのように過ごしていたのか、疾患や症状をどのように認識しているのか、日々のケアや関わりから本人の言葉として引き出していきます。

認知機能の程度により、実際の生活状況と異なることや毎回意向が異なることもあるでしょう。しかし、それらの情報は本人が大事にしていた価値やこれまでの生活史から「その人らしさ」を捉える手がかりとなり得る大切な情報でもあるのです。

本人が言語的表現をすることが難しい場合は、クローズドクエスチョンにより、1つの事柄について問いかけを行うことや、どのような環境・声かけをするときに穏やかであるかなど本人の表情やしぐさからも意向を捉えていきます。その際に、日内変動に配慮して調子のよいタイミングを見図らい本人へアプローチすることや繰り返し本人の意向を確認することが大切です。

また、家族からは入院前の本人の暮らしや家族の生活状況について伺います。家族は今回の入院をどのように捉え、今後の本人の暮らしについてどのようであってほしいと考えているのか、家族の認識や意向を確認します。

## 本人と家族、医療者間にズレがないか確認し方向性を共有する

本人と家族の意向を引き出したら、本人と家族、医療者間にズレがないか確認し、本人・家族・医療者間で生活のイメージやゴールを共有することが重要です。その際にナースは、医師と本人の治療方針や予後、治療上必要な入院期間や退院後も継続して必要な医療処置等について情報共有しておくことがポイントです。入院早期に多職種カンファレンスを開催し、疾患予後や医療管理、ADLや家族の状況、介護力をアセスメントして、本人

が希望する生活や暮らしを継続するために入院中に必要な支援（薬剤調整等の疾患コントロール、リハビリテーション、介護指導）や退院後に必要なサポート資源について話し合います。

入院前から介護保険等の在宅支援チームが入っているケースや施設からの入院のケースでは、多職種カンファレンスにケアマネジャーや訪問看護師、地域包括支援センター職員、施設相談員など地域の人たちにも入ってもらい、療養の場の継続可能性について検討していきます。本人・家族が抱く不安に対して、活用可能な社会資源の情報提供を行い解決策について一緒に考えることにより、本人・家族・医療者間での生活のイメージやゴールを共有することへつなげていきます。

## これまでの生活史から本人の意思を推定する

重度の認知機能の低下により本人が意思決定することが困難な場合には、これまでの生活史から本人の意思を推定することが大切です。本人が元気なころ、何が好きであったか、毎日の日課として行っていたことは何か、何を大事にして生活していたのか、将来について本人が話していたことはあるのか、家族や本人のことをよく知る身近な人から話を伺い、これまでの生活史を振り返ります。そして、コミュニケーションの取りやすいときに、わかりやすい言葉で本人に退院先や退院後の生活について聴き、反応を捉えます。過去から現在を捉えて、本人らしさやセルフケア力を活かせる今後の療養先について支援チームで検討していきます。

## 本人にとっての最善を考え、支援チームで合意形成を行う

合意形成とは、関係者の「意見の理由」を共有し、本人にとっての最善策を探し続ける創造的なプロセスをさします[1)]。レトロスペクティブとプロスペクティブの合意形成とは、①レトロスペクションの見方で過去の本人の経験や教育、暮らしぶりから現在に至るまで

図｜レトロスペクティブとプロスペクティブの合意形成

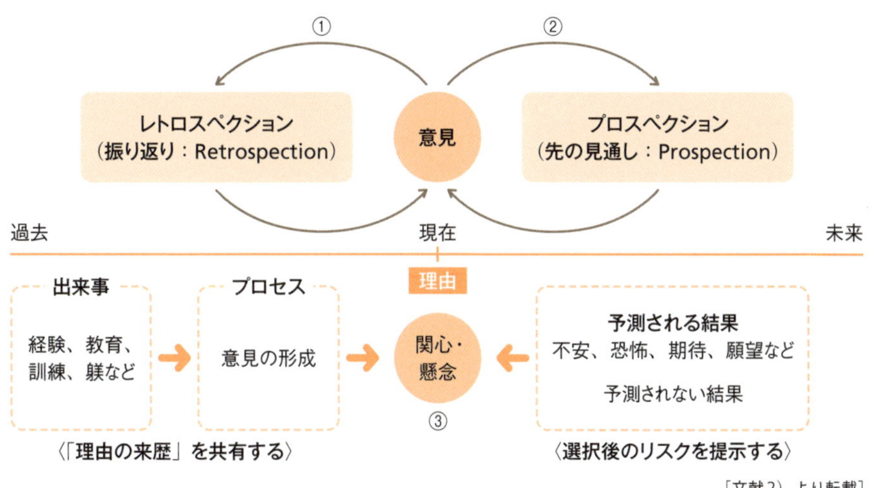


［文献2）より転載］

の理由が形成された経緯を理解します。そして②プロスペクションの見方で、今後の見通し、予測される変化、起こり得るリスクについても共有します。その上で、③現在この場で、本人を中心とした関係者間で実現可能で適切なことを選択していきます（図）。すなわち、①過去の本人の暮らしぶりや健康に対する考え方から、現在の疾患やADLの状況等が形成された経緯を理解し、②今後の退院先での予測される事柄について、本人・家族を含めた支援チームで共有し、③その人にとっての最善を考え、支援チームで合意形成を行うことが大切です。

（坂井 志麻）

引用・参考文献

1）吉武久美子：看護者のための倫理的合意形成の考え方・進め方．医学書院，2017．
2）Yoshitake K: Prospective Consensus Building-Ethical Consideration on History of Reason and List of Risks. Philosophy Study3(6): 443-455, 2013.
3）西川満則，長江弘子，横江由理子編：本人の意思を尊重する意思決定支援 事例で学ぶアドバンス・ケア・プランニング．南山堂，2016．

# Q29 認知症の人と家族の意向が異なる場合はどうすればよいですか？

**Answer**

治療や退院後の療養先について、本人と家族の意向が異なる場合は、治療をする場合、しない場合や、療養場所の違いにより、それぞれのメリットやデメリットについて、医学的な側面だけでなく、QOLを含めたその後の暮らしを見すえて本人にとって最善と考えられる今後の方向性を本人・家族・医療者間で合意形成する必要があります。

本人・家族のそれぞれの意見の理由を整理して、お互いの気持ちを伝えきれていない場合には、それぞれの思いの橋渡しを行うことが大切です。

## 一刻も早く退院したい本人と、病院での治療を受けてほしい家族

認知機能の低下の程度によっては、本人が自分の病状について説明された内容をすぐに忘れてしまい、治療の必要性が理解できず、早く退院したいと訴える場面に遭遇することがあるでしょう。

認知症の人にとって、病院の治療環境は点滴のライン類や安静度等の制限が多く、なじみの暮らしとはかけ離れており、ストレスフルな環境にあります。病棟ナースは治療に伴う安静臥床等により、せん妄の発症や認知機能の低下および行動・心理症状の出現、ADL低下等の二次的弊害が起こり得ることを理解し、それらを最小限にする関わりが重要です。そのためには、入院治療の目的、期間、治療上のリスクについて、本人・家族・医療者間で共有していくことが大切です。

治療をする場合、しない場合それぞれのメリットやデメリットについて、医学的な側面だけでなく、本人のQOLを含めたその後の暮らしを見すえて家族へ説明し、家族がどのような本人であってほしいと望んでいるのかを引き出します。

まず、本人には理解度に合わせて、病状、家族の思いについて説明し、本人の治療に対する思いを聞きます。メリットやデメリットを踏まえて本人にとって最善と考えられる今後の方向性について本人・家族・医療者間で共有し、合意形成をします（参照→Q28）。その後、本人への負担が最小限となる入院期間となるよう、医療チームで療養環境を整える働きかけを実践しましょう。家族の協力を得てなじみのもの（写真・時計・本・枕等）をベッドサイドに持ってきてもらうことや、離床を促し、本人の持てる力を引き出して日常生活リズムを整えます（参照→Q44）。認知症の人は、心身の不快をうまく周囲に伝えられないため、それが不穏な言動として表れることがあります。疾患に伴う身体的苦痛を軽減するケアを行い、現在の状況を理解できるようにその都度説明し不安やストレスを軽減する関わりが求められます。

## 自宅退院を希望する本人と施設への入所を希望する家族

家族が施設への入所を希望している理由や背景等について整理することがポイントです。家族が施設を希望する背景にはさまざまなことが考えられます。たとえば、入院前よりADLの低下があり、昼間のADL全般に一部介助を要すること、新たに医療処置・管理が導入されること、入退院を繰り返していること、介護負担感が増強していること等が挙げられます。家族から施設入所を希望する理由について引き出すことがファーストステップです。家族には家族の生活があることを理解しながら、本人と家族とのこれまでの関係性、家族が抱える不安や気がかりについて引き出していきます。

家族が抱える不安に対して、リハビリテーションによりADLの回復がどこまで見込めるのか、疾患の予後予測から、退院後の生活で必要な医療管理はどのようなことが考えられるか、支援が必要な医療的・ケア上の課題について、社会資源を導入することにより地域支援者がどのくらいサポートできるか、院内外の支援チームで検討し、1つひとつ対応していきます。

本人が自宅退院を希望する理由についても、本人にとっての自宅とはどのような環境・空間をイメージしているのか、1日をどのように過ごすことを望んでいるのか引き出していきます。自宅か施設かの療養先にとらわれるのではなく、本人と家族が望む生活は何かに着目し、その生活が継続できるような暮らしの場の選択につなげていくことが大切です。

## 本人の意思決定が困難で、家族間で意向が異なる場合

今後の治療の方向性を決めていく際に、本人の意思決定が困難で、家族間でも意向が異なる場面に遭遇することがあります。たとえば、本人の認知機能の低下が進行し、必要な栄養を経口から摂取できず胃瘻造設の有無について検討する際に、妻は胃瘻造設を望まないが長女は望むなど家族間で意向が異なる場合は、本人を中心とした支援者チームで話し合い合意形成していくことが重要です。具体的には、胃瘻造設によるメリットやデメリットについて医学的な視点とともに生活上のQOLの視点で検討します。さらにこれまでの本人の食に対する嗜好や医療に対する考えを本人の生活史から紡ぎ出し、元気なころの本人が望むであろう価値について、支援者チームで意見を出し合い本人の意思を推定していきます。家族員それぞれが本人にどのような治療を受けてほしいのかという思いと同時に、本人だったらどのようなことを望むかという考えを共有して最終的な治療の方向性を導いていきます。家族間の話し合いだけでなく、本人に関わる複数の支援者チームが、本人の過去・現在・未来の価値を共有することにより、胃瘻を造る・造らないの2つの選択肢だけでなく、胃瘻と経口摂取の併用など新たな創造的な選択肢を生み出すことにもつながると考えます。

また、同居して介護している妻は自宅退院を希望しているが、別居の介護していない息子は施設入所を希望するなど家族間で退院後の療養場所の意向が異なることもあることでしょう。この場合も、それぞれの家族員の意見の理由を知ることが大事です。妻と息子そ

れぞれが退院後本人にどのように過ごしてほしいと望んでいるのか。息子は母親である介護者の妻にどのように過ごしてほしいと考えているのかを引き出していきます。妻や息子が抱える退院後の生活に関する不安や気がかりについてそれらの認識についてズレがないかについても確認していきます。家族間の認識にズレがある場合、あるいは家族員がお互いの配慮の気持ちを伝えられていない場合には、それぞれの思いの橋渡しを行うことが大切です。また、元気な頃の本人だったらどのような暮らしを望むかについても、家族を含めた支援チームで話し合い、家族員の合意形成を創り出していきます。

## その人らしい暮らしに向けて意向をつなぐ

入院というイベントは、本人のこれまでの暮らしを踏まえて今後どのような暮らしを望むかを考えるきっかけになると考えます。治療の選択や療養の場の選択において、アドバンスケアプランニング（ACP）を実践する重要な機会となります（参照→Q27）。慢性疾患や認知症を抱えながら入退院を繰り返す高齢者の増加が見込まれる中、**住み慣れた地域で暮らし続けることを望む人々の価値や嗜好、暮らしぶりについて、病院や地域にいる支援者チームが連携し、本人のACPを切れ目なくつないでいくこと**が求められています。地域包括ケアシステムにおいて、病棟ナースは、入院というイベントが起きたことを契機にACPについて考える機会を設けることや、働きかけを行うことが大切です。

（坂井 志麻）

引用・参考文献

1）宇都宮宏子監修：退院支援ガイドブック「これまでの暮らし」「そしてこれから」をみすえてかかわる．学研メディカル秀潤社，2015.

# 認知症の人や家族の意向と病院スタッフの考える方針に相違がある場合はどうすればよいですか？

**Answer** 本人や家族が発する言葉の意味にはさまざまな背景やニーズが含まれています。本人や家族が抱える真のニーズを引き出し、退院後の生活がイメージできるようにアプローチすることが重要です。自宅退院に迷うケースではカンファレンスに地域支援チームを交えて開催しましょう。また、入院期間中にすべてを調整するのではなく、外来や地域包括支援センターなど退院後の地域の支援者に情報をつないでいくことも大切です。

## 「入院前の状態に戻るまで入院させてほしい」と望む場合

入院治療に伴いADLの低下や認知機能の低下が起こり、病状的には退院可能であっても、本人や家族が退院に消極的で、「入院前の状態に戻るまで入院させてほしい」というケースがしばしばあります。このような場合は、“入院前の状態に戻る”とは、本人や家族がどのような生活状況を思い描いているのか、24時間の生活サイクルの中でADL、IADLの両側面から本人や家族の認識を確認します。

その際にどのような点が入院前と変化していると感じているのか、それが本人や家族の生活上における困り事や不安・気がかりにどのようにつながっているのかをアセスメントします。日中は独居になるため排泄に介助が必要で大変であることや、以前よりも本人と意思疎通を図ることが難しくなり退院が不安である等、「入院前の状態に戻るまで入院させてほしい」の言葉の意味にはさまざまな背景やニーズが含まれています。本人や家族が抱える真のニーズを引き出し、退院後の不安・気掛かりを軽減するよう、家での生活がイメージできるようにアプローチしていきます。その一例として、生活環境を想定した動作訓練を取り入れることや、退院前訪問を活用して退院後の療養環境でできること、援助が必要なことを確認し、地域支援者とも共有してサポートを依頼することが挙げられます。

入院前の状態と変化したことが、病状的に回復が難しい場合や、中・長期的なリハビリテーションが必要な場合は、本人が今後どのように過ごしたいか、本人とともに家族もどのように過ごしたいと考えているかを引き出します。急性期病院の療養環境は非日常的で認知症の人にとってもストレスとなることが考えられ、治療終了後は生活ベースの療養環境へ移行していくことが大切です。本人の暮らしの希望を中心に家族の意向や病院機能を考慮し、退院後の療養先について調整していくことが求められます。

## サービスの導入に消極的、拒否的な場合

介護保険サービス等の利用が必要であると判断して、提案しても、本人が「自分ででき

るから大丈夫」とサービスの導入に拒否的である場合や、家族が「自分が頑張るからサービスはいらない」というケースに遭遇した人もいることでしょう。そのような場合には、入院期間中にサービス導入を含めたすべてを調整するのではなく、外来や地域包括支援センターなど退院後の地域の支援者に情報をつなぐことが重要です。

医療者が必要と考える退院後の支援と本人・家族が考える支援の必要性とに乖離が生じることはしばしば発生します。その理由としては、疾病管理や安全性に配慮して病院の療養環境で最善と医療者が考えることと、暮らしをベースとした本人・家族の認識にギャップがあることや、今は顕在化していないため本人・家族は支援が必要ないと思っているが、医療者は予測的視点を持って生活上の困り事を予防するために支援が必要と考えている、本人・家族が家に他人を入れたくないなど、さまざまなことが考えられます。いずれの場合も、サービス利用者である本人や家族が支援の必要性を感じていなければ、サービスはうまく活用されません。生活環境を想定した動作訓練や医療管理、介護指導を行い、入院中に本人や家族が支援の必要性を認識して、地域支援者につながるケースもありますが、実際に生活をしてみないと実感として伝わらないことや、在院日数短縮における短期間での調整が困難なことも考えられます。

退院後も外来通院を継続するようであれば、外来ナースへ情報を引き継ぎ、外来受診時にその人なりの生活で疾病管理が継続できているか、生活上の困り事はないか、サービス導入のタイミングについてモニタリングしてもらいましょう。また、本人が居住する地域の地域包括支援センターへ、退院後の生活で予測されること、支援が必要と考えられる内容について情報提供し、見守りによるサポートを開始し、本人や家族が必要なときにすぐに介入できるよう支援体制を整えていきます。

## 自宅退院が可能な状況だが、家族の不安が強く転院を希望する場合

入院中に認知機能の低下が見られ、家族が「前と同じように一緒に生活するのが不安」と自宅退院に不安を抱えており、今後の方向性の決定に迷いがある場合は、院内支援チームに加えて、地域支援チーム（ケアマネジャー、訪問看護師、地域包括支援センター職員等）を交えて退院支援の方針検討のためのカンファレンスや患者さんの意思決定のためのカンファレンスを開催しましょう（参照→Q16）。

入院前より地域の支援者が入っているケースでは、本人が望む暮らしについての情報を踏まえて、家族介護者の生活も考慮して、家族が抱える不安に対して具体的な対応策や支援について検討できます。家族の心情やそれが揺れ動くことに寄り添いながらも、本人らしい生活や家族が望む本人のあり様や関係性を継続するために、どのような支援が可能であるか、どのような療養先が考えられるか検討し、合意形成していきます。

（坂井 志麻）

# 認知症の人や家族と合意形成した内容に基づく退院支援計画書はどのように作成すればよいですか？

**Answer**

退院支援計画書は、本人や家族の暮らしへの意向をもとに、その暮らしを継続するために調整支援が必要なニーズ（課題）について、医療チームでカンファレンスを開催し、検討した内容を整理して作成します。入院前から地域支援者が入っているケースは、入院前の生活状況や本人・家族の暮らしの意向を情報共有し活用します。

ここでは、認知症の人や家族と合意形成した内容に基づき、退院支援計画書を作成する具体的な方法やポイントを、事例を用いて解説します。

### ▶事例の紹介：誤嚥性肺炎で入院した認知症の人

**名前・年齢・性別**：前田 正一さん（仮名）・80歳代・男性

**病名**：誤嚥性肺炎、脱水症、アルツハイマー型認知症

**既往歴**：高血圧、2型糖尿病（20年前より）、大腿骨頸部骨折（7年前）

**入院前の生活状況**：60歳代まではゴルフや旅行など活動的に過ごしていたが、70歳代より徐々にもの忘れがみられ外出の機会が減少する。7年前の転倒骨折をきっかけに屋内伝い歩きとなり外出時は見守り一部介助が必要となる。要介護1、デイケア週2回、ヘルパー週2回利用。半年前に発熱、脱水で入院後より訪問看護を週1回導入。前田さんはリハビリテーションに意欲的で、週2回のデイケアを楽しみにしている。

**ADL**：屋内伝い歩きで排泄、整容自立。食事は宅配利用や妻が調理してセッティングし自立しているが、最近食事摂取に時間がかかるようになってきている。更衣、入浴一部介助でデイケア利用時に入浴する。

**認知機能レベル**：認知症高齢者の日常生活自立度2b、内服は妻がセッティングして見守り。

**家族構成**：70歳代の妻と2人暮らし。妻は高血圧、腰痛あり近医通院。車で15分くらいのところに長女家族がおり、通院時に妻をサポートしている。

**住環境**：2LDKマンション5階、エレベーターあり。風呂場以外は屋内に段差はほとんどない。

**現病歴**：半年前より水分摂取時に時々むせがみられており、食事摂取量も徐々に減少してきている。訪問看護師より、水分摂取時はトロミ剤の使用やゼリー状の水分補給剤の利用を提案されていたが、本人の拒否があり進まなかった。1週間前より全身倦怠感、食欲低下、37度台の発熱が続き予定外の外来受診でレントゲン上、誤嚥性肺炎が認められ入院となる。入院時より、点滴ラインに注意がいかず、ライン類がひっぱられたり、ナースコールの認識を忘れて動く様子が観察されている。

## 入院前の生活状況を情報収集し、調整支援が必要なニーズを整理する

認知症の人や家族と合意形成した内容に基づき、退院支援計画書を作成するにあたり、まず、地域支援者から入院前の生活状況を情報収集して、調整支援が必要なニーズ（課題）について整理することが重要です。

具体的には、入院早期（入院後3日以内）にケアマネジャーから入院前の生活状況（ADLや認知機能面、暮らしの意向）、家族の介護状況、サービス利用状況について情報を得て共有（文書のFAXでも可）します。また看護サマリー等で訪問看護師からも、これまでの疾患のコントロール状況や、入院の経緯等について情報を提供してもらい、共有しましょう。

本人や家族から入院前の生活状況、今回の入院治療に対する理解・受け止め、今後の暮らしへの希望（意向）について情報収集していきます。正一さん・家族・地域支援者からの入院前の生活状況の情報と、医師との入院治療方針の共有から、正一さんや家族に必要な支援ニーズについて、医療上の課題、ケア上の課題に整理します（表）。

表｜前田さんの医療上・ケア上の課題

| 医療上の課題 | ケア上の課題 |
|---|---|
| ＊加齢により嚥下機能が低下してきていることから誤嚥性肺炎を繰り返す可能性があること、水分摂取量、食事摂取量も低下しており、脱水や低栄養を予防する必要がある。<br>＊誤嚥性肺炎による発熱、脱水、入院環境の変化、アルツハイマー型認知症で点滴治療によるストレスからせん妄発症のリスクがあり、身体状況、療養環境を調整する必要がある。 | ＊7年前より徐々にADLが低下してきている。入院前、屋内ADLは見守りレベルで可能であったため、本人のリハビリテーションへの意欲を生かして、入院治療によるADL低下を予防する必要がある。<br>＊点滴ライン類について本人の認識が難しいため、ベッド周囲の環境整備や排泄ニーズのパターンを把握し、安全に配慮しながら入院前の生活リズムを保てるように介入する必要がある。<br>＊食事に時間がかかるようになってきており、摂食支援とともに介護支援調整が必要である。 |

## 多職種で支援ニーズを検討、退院支援計画書を作成し、本人・家族の合意を得る

調整支援が必要なニーズを、医療上の課題、ケア上の課題に整理した後は、整理した内容に基づき、多職種カンファレンス（医師、看護師、リハビリテーション専門職、医療ソーシャルワーカー等）で、退院に向けた課題、目標、支援内容について検討して、退院支援計画書を作成します（入院後7日以内）。そして、退院支援計画書の内容を本人・家族へ説明し、退院に向けた目標や支援内容について合意形成し、共有します。

なお、退院支援計画書を作成する際の具体的なポイントと、事例の退院支援計画書（図）を掲載しましたので、参考にしてください。

図｜前田さんの退院支援計画書例

# 退院支援計画書

（患者氏名） 前田 正一　殿

入　院　日：2019年8月23日
計画着手日：2019年8月23日
計画作成日：2019年8月26日

| 病棟（病室） | A棟14階　呼吸器内科病棟 |
|---|---|
| 病名（他に考え得る病名） | 誤嚥性肺炎・脱水症・アルツハイマー型認知症 |
| 退院に関する患者以外の相談者 | 前田 和子さま　（続柄：妻） |

**◆退院困難な要因**

☑悪性腫瘍、認知症、急性呼吸器感染症（誤嚥性肺炎等）
☑緊急入院である
□介護が必要で介護保険申請年齢（特定疾病を有する40歳以上も含む）に該当するが未申請である
□医療保険未加入または生活が困窮している
☑入院前の生活に比べADLが低下し、退院後の生活に再編が必要
□退院後の環境で特に排泄に介助が必要である
□同居者の有無にかかわらず、必要な介護または養育を十分に提供できる状況にない
□退院後に医療処置（胃ろうや経管栄養法など）の管理が必要である
☑退院後の療養生活が安定せず体調不良をまねき入退院を繰り返している
□その他退院困難と考えられるもの

**◆退院に係る問題点、課題等**

・加齢により嚥下機能が低下してきている。誤嚥性肺炎を繰り返す可能性があり、食事について工夫が必要である。
・アルツハイマー型認知症で点滴治療、入院による環境変化によるストレスからせん妄発症のリスクがあり、身体状況、療養環境を調整していく必要がある。
・今後は水分摂取量、食事摂取量を確保して、脱水や低栄養を予防していく必要がある。

**◆退院計画**

| 退院へ向けた目標設定 | ・肺炎の改善。嚥下評価を行い、再発予防に向けたリハビリテーション訓練と介護手技の獲得。<br>・せん妄や転倒を予防し、入院前のADLを維持する。 |
|---|---|
| 支援期間 | およそ10日間 |
| 支援概要 | ☑身体機能維持　□医療処置管理調整　□病院・施設連携<br>□医療費制度調整　□介護保険制度調整　□情報提供<br>☑指導（嚥下機能訓練、食形態、姿勢、口腔ケア）<br>□その他 |
| 予想される退院先 | ☑自宅　□転院 |
| 退院後に利用が予測される福祉サービス等 | □訪問診療　☑訪問看護　□訪問リハビリ　☑訪問介護<br>□訪問入浴　□通所介護　☑通所リハビリ　□住宅改修<br>□福祉用具　□移送手段手配<br>□その他 |
| 社会福祉サービスの担当者 | ケアマネジャー：大塚敬子 |

※この内容は現時点で考えられるものであり、今後の状態の変化等に応じて変わりうるものである。

説明・交付日　2019年8月28日

病棟看護師長　鈴木すみ子（印）
病棟の退院支援担当者　三井　未来（印）
入退院支援部門の担当者　市村　千秋（印）
本人/家族（自署）　前田　正一

### ▶退院支援計画書作成のポイント

- 退院支援計画書は加算を取るために作成するのではなく、本人や家族に必要な支援は何か支援チームで検討するため、退院に向けた目標や支援内容を本人・家族と共有するためのツールとして有効活用しましょう。
- 退院に向けた課題、目標、支援内容を書面による視覚的情報も交えて説明し、計画書の内容について本人や家族の認識や支援ニーズと合っているか確認しながら共有します。
- 認知症の人の暮らしの意向に沿って、どのようなことが課題となっているのか、その課題解決に向けて入院中に支援していく内容について、本人が理解できるように一課題につき一文となるようシンプルセンテンスで説明します。

（坂井 志麻）

# 認知症の人の疾患の治療を効果的に行うためにナースが行うことは何ですか？

**Answer**

本人と家族の希望や意向を踏まえた治療計画および退院支援計画を関わる専門職全員の合意の上で作成しましょう。その上で、退院後の生活を常にイメージして疾患の治療を効果的かつ効率的に進めましょう。その際には疾患の治療と生活機能の維持は常にセットで考えます。生活機能の維持のためには認知症の人の安全と安心を保障することが必要ですし、生活機能の維持は体調の回復を促進します。

## 入院時に一般病棟のナースが行うこと

入院当日に、認知症の人がどんな生活をしていて、どんなきっかけで入院に至ったのか、そしてどんな生活の場に戻るのかを、関わる専門職全員で共有しましょう。そして認知症の人とその家族や介護者の意向を理解しましょう。治療のゴール、入院の期間、退院先を入院時に明確にすることで、逆算してケア計画を立案できます。本人家族の意向は変化し得るものです。継続的に確認し続け、ケアに反映させましょう。

そして、入院した日から次の日の朝までの療養環境をしっかりつくりましょう。食事はどのように召し上がるのか、どんな排泄ケアをすべきなのか、移動方法をどうするのか、最低限この3つは看護チームで共有し、入院当日にケア方法を確立する必要があります。

## 治療の効果効率を最大限向上させる

認知症の有無にかかわらず、一般病棟のナースは、治療の効果効率を最大限向上させる責任があります。そして認知症があると、この治療の効果や効率は低下することが多いのです。認知症の人は、置かれている状況への理解が困難であったり、記憶機能の低下などにより、病棟生活の制限の理解や受け入れに時間がかかります。ですから、治療選択においては、**①侵襲性の低さ**（つらくない、我慢しなくて済む）、**②最短での治療終了**（すぐ終わる）、**③最大の効果**（よく効く）が必要条件となります。医師、薬剤師など治療方針決定に関わる専門職とこの3点を確認しましょう。そして治療方針が決定したら、確実に治療が行われるように配慮しましょう。

## 生活機能を維持・向上させる

一般病棟に入院してきた認知症の人の生活機能をアセスメントしましょう。そして入院前、発症前の生活機能と比較しましょう。そのことにより生活機能障害が特定できます。

生活機能障害の要因は、発熱、痛みや苦痛などの身体合併症によるもの、点滴などによる行動制限、治療検査のための食事制限などの治療や検査によるもの、トイレの場所がわからない、ベッドの使い方がわからないなどの療養の場の移行に伴うもの、と大きく3つに分類されます。

検査・治療が効果的に実施されなければ、身体合併症の影響による生活機能障害は改善されません。治療法およびその治療効果はどのくらいの時間で得られるのかをアセスメントし、生活機能障害への援助方法を決めていきましょう。体調が回復すれば、生活機能は改善します。

改善時期の予測は、ナースがいつまでどの程度生活機能を介助する必要があるのかの目安になります。できるだけ、発症前の生活機能の発揮を目指しましょう。たとえば、食事動作が自立していた人に対して、いつまでも点滴をしたまま食事介助を続けるというような援助をしていると、認知症の人の生活機能の発揮を妨げることになります。治療のための行動制限が長引けば、下肢筋力が低下し、移動という生活機能が発揮できなくなります。生活機能を維持しながら、症状を緩和し病気を治すところが一般病棟です。

また、療養の場の移行に伴う生活機能障害がある場合、認知症の人は病棟生活に合わせる、慣れる、やり方を学習するということに時間がかかります。もともとの療養環境に病棟環境を合わせる工夫が必要です。たとえば、布団で寝ていた人ならマットレスだけにして休んでもらうなどです。

このような工夫は、帰る場所を想定した退院支援に直結します。また発症前の療養場所を家族や介護者によく聞き、それに合わせた環境調整を病棟ですることは家族への支援や介護者の気づきにつながることも押さえておきましょう。

## 安全と安心を保障する

認知症の人にこそ安全と安心を保障しましょう。とくに安心を保障することで混乱が最小限となり結果的に安全が保障されます。困っている表情に敏感に対応するなど、言語的メッセージだけでなく非言語的なメッセージも受け取りましょう。

また、生理的欲求だけでなく、寂しさ、心細さなどに対応しましょう。たとえば、ベッドサイドで家族とともにいる時間が心休まる時間になるようにすること、家族が帰宅した直後、認知症の人をひとりにせず、しばらくベッドサイドでナースが一緒にいること、そして理学療法士が訪室したら、そこで引き継ぐなど、ケアが途切れる時間をなるべく少なくすることで安心を保障できることもあるでしょう。一方、これをベッドセンサー設置で代替しようとすると病棟の音環境が騒然としたり、一緒にいてほしいというニーズに対応できなかったりと、安全を優先しようとすることで認知症の人の安心を阻害することもあります。

（酒井 郁子）

# 認知症の人の疾患の治療を効果的に行うためにチームで行うことは何ですか？

Answer

認知症の人の疾患の治療を効果的に行い、退院を円滑にするには、認知症の人に関わる医療スタッフ、患者、家族がチームとなって生活機能の低下を予防していくことが大切です。そのためには、本人の価値観や意思を理解できるようチーム内で情報を共有し、治療・ケアの方針を話し合い、統一することが必要です。

## 認知症の人に関わるチームメンバーを理解する

個人よりも集団で取り組んだほうが最も効率的に遂行できるタスクがあるからこそ、チームが構成されます。チームメンバーはチームの目標を共有し、目標達成に向けて密接に、お互いに依存し合って働く必要があります[1)]。認知症高齢者へのチームアプローチは、在院日数の減少やせん妄発症予防に効果があることが示唆[2)]されており、2016年度より多職種による認知症ケアチームの介入が「認知症ケア加算」として診療報酬化されました[3)]。

日々の実践においては、認知症ケアチームと連携しながら、認知症の人の疾患の治療に関わるメンバーが、生活機能の低下を予防し、身体合併症の改善を目指すことをタスクとするチームの一員であると理解していることが重要です。そのためには、チームメンバーが誰なのかをメンバー全員が把握する必要があります。

特にナースは、患者さんの24時間の生活を支援するため、看護チームとしてケアを提供しており、認知症の人に関わるチームの中にさらに看護チームが存在しています。認知症の人にケアを提供する際には、それぞれのナースがチームの一員として行動することが求められています。認知症の人に関わるチームのメンバーを可視化し、ベッドサイドに提示するなどの工夫をすると、患者さんや家族とも共有できるでしょう。

## チーム内で情報を共有する

認知症の人は、入院という環境の変化に対応した生活機能を発揮することが困難となる可能性が高いです。その人が不安や恐怖に感じていること、言動や行動の意味を理解するために、チーム全体で情報を共有しましょう。特にナースは、生活の場での認知症の人の言動、表情、行動を観察し、得られた情報を意味づけ、チームに提供する必要があります。

病棟生活では見えない、たとえばリハビリテーション中の反応については、理学療法士や作業療法士などのセラピストからの情報が重要となるでしょう。電子カルテは情報を共有できるシステムですが、システムに頼るだけでなく、認知症の人を理解し生活機能の低下を防ぐために必要な情報を、個々のメンバーが意図的に発信しチームで共有することが大切です。また、日々の実践の中で、チームメンバーがお互いに声をかけ合い、患者に関する「ちょっとした情報」をタイムリーに共有し、治療・ケアに反映することが必要です。日常的な密なコミュニケーションは、情報共有の場でもあり、お互いの役割を理解する機会ともなる、チームアプローチの重要な要素です。

## チーム内で治療・ケア方針を統一する

認知症の人にとって、多くの人が関わることが混乱につながる可能性もあるため、関わる人を限定した方がよい場合があるかもしれません。また、チームメンバーが統一した方針でその人と関わることが重要です。カンファレンスなどフォーマルな話し合いの場で、チームとして目指す目標を決定し、その人との関わり方やコミュニケーション方法などの方針を統一しましょう。その際、ヒエラルキーや発言力などによりチーム内の支配的な人物の意見にメンバーが迎合してしまうなどの意思決定のプロセスがチームの成果に負の影響を及ぼしやすいため、チームメンバー全員が意思決定に参加できる環境やルールをつくることが大切です。

また、チームで方針を決定するだけではなく、決定した方針に基づいてメンバーが実践し、改善に向けて実践を振り返り評価することが求められます。そのため、決定した方針を看護チーム内で共有し、ナースによって対応が異なることがないようにすることが必要です。日々の実践の中で日常的にお互いに声をかけ合い、チームの方針を振り返ることでよりよい治療・ケアの提供につながります。

## チームメンバーが相互に支援する

生活機能の低下を予防し、身体合併症の改善を目指すというタスク達成に向けて、チームメンバーはお互いに支援することが大切です。チームメンバーの職種の違い、経験の違いにより認知症の人に対する知識、技術、スキルは異なります。情報を共有し、互いの知識、技術を学び合い、チームの方針に沿って治療・ケアを提供できるようお互いに協力し支援し合うことが必要です。また、困難やジレンマを感じたときに相談できる環境があることが大切であり、メンバーにとってチームが心理的に安全な場であることが重要です。心理的に安全ということは、認知症の人への治療・ケアに関連する考えや感情を不安に思うことなく自由に表現できる雰囲気があるということを指します[4)]。日ごろから、お互いの役割を理解し尊敬する姿勢を持ち、協力しやすい関係性をつくることが大切です。

（山崎千寿子）


引用・参考文献

1）マイケル・A・ウェスト著，下山晴彦監修，高橋美保訳：チームワークの心理学．東京大学出版会．p.36-37，2014.
2）亀井智子，千吉良綾子，正木治恵，他：認知症および認知機能低下者を含む高齢入院患者群への老年専門職チームによる介入の在院日数短縮等への有効性－システマティックレビューとメタアナリシス．老年看護学20(2)：23-35，2016.
3）厚生労働省保険局医療課：平成28年度診療報酬改定の概要，2016.
［https://www.mhlw.go.jp/file/06-Seisakujouhou-12400000-Hokenkyoku/0000115977.pdf］
4）エイミー・C・エドモンドソン著，野津智子訳：チームが機能するとはどういうことか．英治出版．p.103-104，2014.

## 認知症の人に治療上必要な処置を行う場合にナースが心がけることは何ですか？

Answer

認知症の人は、記憶障害などのため繰り返し行われる処置であっても、初めて受ける行為、自分には必要のない行為と捉える傾向にあります。そして、不安や恐怖心などを抱きます。また、不快な感情記憶は残りやすいです。入院中に起きた出来事は退院後の生活に影響を与えることを念頭に入れ、認知症の人に安心・安楽で効果的なケアをいかに実施するかがナースの腕の見せどころです。

### 認知症の人に処置を行う前に留意すべきこと

まず、私たちナースの行う処置が、退院後の生活に直結していることを意識しましょう。認知症の人の入院中の姿が、その人の本来の姿ではありません。本来の姿は、生活の場にあるその人の姿なのです。処置に限らず治療全てに当てはまりますが、入院に至った病状変化前のその人の生活をイメージすることが、私たちが目指すケアの道しるべです。また、病院で医療者を信頼してもらえなければ、在宅において処置を受け入れてもらうのに時間がかかります。私たちが病院で行っている医療が退院後に継続する医療にも影響することを意識して、入院中の処置を的確に、安全に、苦痛を最小限に実施していきましょう。

以下、入院中に限らず退院後も継続する可能性のある処置の中から、①気管吸引、②創傷処置の2つについて、処置時にナースが特に意識すべきことをお伝えします。

### 認知症の人に吸引をする際のポイント

一般的に、吸引は非常に大きな不安と苦しさを与えます。また、この処置を行うことで低酸素を誘発するリスクがあることに十分注意する必要があります。

処置の手技に取りかかる前に、認知症の人に吸引の目的とどのように実施するかを説明しましょう。その際には言葉のみの説明でなく、実際に使用する物品を見せる、デモンストレーションを行うなどの工夫をしましょう。また、“伝えた＝伝わった”ではありません。説明後には必ず意思確認を行いましょう。たとえ意思確認が難しい人であったとしても、表情や首の傾け方、四肢の動かし方などで反応を確かめ、ひと呼吸おいてから実施しましょう。人によってひと呼吸の長さは異なりますので、その人に合ったひと呼吸を見つけて行う必要があります。

臨床場面において、説明と同時に吸引を開始してしまい、認知症の人がいっそう興奮して抵抗している場面を見かけることがあります。自分たちのケアの良し悪しが認知症の人の反応として返ってくることもよくありますから、そのような視点で振り返ってみることも大切です。

また、私たちの吸引そのものの技術を磨いておく必要もあります。吸気時にタイミングを合わせて速やかに吸引カテーテルを挿入するなど、短時間かつ最小限の苦痛で気管吸引の実施目的が達成されることが、認知症の人にとっての安全や安楽、そして安心につながるのです。

実施後は、ねぎらいの言葉をかけると同時に全身状態を観察します。吸引後に呼吸状態が安定しない、頻脈を誘発してしまったなど、体調を崩す人もいます。ナースコールで自らの異常を知らせることが難しい認知症の人の場合には、吸引後の観察はより丁寧に行う必要があります。

## 認知症の人に創傷処置をする際のポイント

創傷処置前に行う説明も、気管吸引時と同様にわかりやすく工夫する必要があります。認知症の人は傷があることを覚えていない場合もあります。ナースは処置時の会話を通して認知症の人の記憶が保持されているかをさりげなく確認し、状況に応じて入院治療の経緯を伝えるなどの見当識を高めるアプローチを行いましょう。

処置は痛みを伴うこともありますし、創部を目にして驚いたり不安を抱くこともあります。処置時に創部の観察を行うのはもちろん、認知症の人の処置中の様子もしっかりと観察しましょう。医師の処置介助を行う場合、ナースは介助することに意識が向きがちですが、可能な限り認知症の人に寄り添い、タイミングを見て声をかけましょう。

誰もが普段の生活の場に早く戻りたいと思いながら入院生活を送っています。創部の状態を見ることで、「これではまだ帰ることができない」、「もう帰ることができないのかもしれない」と不安が高まり、処置後に食欲が減退したり、せん妄症状が出現することがあります。「傷はよくなっていますよ」など、不安の払拭を意図したポジティブな声かけはとても大事ですし、強い不安を抱きやすい傾向にある人の場合は、単独で対応しようとせず、傍で寄り添いそっと肩に手を乗せたり、手を握る役割のナースがもうひとりいるとよいでしょう。

処置後はしばらく痛みが持続する場合があります。また、感染が起こると炎症による掻痒感や腫れなどが出現します。認知症の人は、「痛い」や「痒い」などと発言できない場合もありますから、ベッド上での様子などからそれをいち早くキャッチしていかなければなりません。傷口を触ってしまう、衣服を脱ごうとしてしまう、夜眠れなくなった、食事が食べられなくなったなどの変化が発生した場合、創部に何か異常が起こっているのではないかと予測を立ててアセスメントをしていきましょう。

（森山 祐美）

# 認知症の人の治療中に生じる苦痛を緩和するためにナースが行うことは何ですか？

**Answer**

“治療中に生じる苦痛”と一言で言っても、そこにはさまざまな種類の苦痛が存在します。たとえば、疾患による苦痛、検査を受けるときに生じる苦痛、医療機器使用中に生じる苦痛、自分の意思で動くことを制止される苦痛などです。治療が円滑かつ効果的に行われることに加え、認知症の人の苦痛が最小限となるために、自らがどうケアを提供すればよいのかを常に考えながら関わっていきましょう。

## 苦痛をどのように表現しているかキャッチしよう

認知症の進行とともにコミュニケーションに必要な能力や機能が失われるため、たとえば足が痛いと伝えたくても、「足が痛い」と言葉にすることができなくなります。

苦痛の表現方法は人によって異なります。「痛い」「つらい」「いやだ」と、言葉で表す他に、普段より呼吸回数が多い、脈が速い、といった体調の変化や、険しい表情をしている、体全体に力が入って安らかではない、何度貼り直しても創部のガーゼを外そうとする、オムツを絶えず触っているなどの通常ではあまり観察されない行動が出現した場合、そこに苦痛が存在している可能性があります。「訪室時、いつも布団が床に落ちているな、と思っていたら、その人にとって部屋の温度が高く暑かった」というケースもあります。苦痛をどのように表現しているか、日々の関わりを通して観察していきましょう。

また、苦痛にも疾患によるもの、加齢に伴うもの、同一姿勢を保つことによるもの、ひとりで慣れない場所で治療を受けなければならないもの、などの種類があります。

私たちは医療者として、ナースとしてケア対象者の苦痛を捉え、その低減に努めなければいけません。苦痛の存在にはその人の価値観が影響している場合もあることから、本人はもちろんのこと、本人をよく知る人や大切に思う人たちから情報を得て、認知症の人がどういった事象に対し苦痛を感じる人なのかを、その人たちと一緒に考えることが認知症の人の苦痛を捉える近道になることもあります。目の前にいる認知症の人が“今”抱えている苦痛の多くを、私たちはまだ実際に経験していません。想像力を持って、高齢者の立場に自分の身を置き換えて慮ったり、察したりすることから関わりを始めましょう。

## 認知症の人の苦痛を、過小評価していませんか？

一方、認知症の人の苦痛が表出されていても、私たちはそれを過小評価しがちであることを認識しておく必要があります。「あの患者さんは認知症で記憶障害があるから何度も痛いと言っているのだろう」と、その人の苦痛を認知症であることを理由に信ぴょう性がないと勝手に判断し、対処することをやめてしまったことはありませんか。認知症があろうとなかろうと、その人が表出している以上、“苦痛”は存在するのです。私たちナースは、その人が感じている苦痛がどこにどのように存在しているのか、確かめることを決して諦めてはいけません。「この場合は、自分だったらこう感じるかもしれない」など、自分がもしこの人だったらと置き換えて考えることが、解決の糸口となっていきます。

## 苦痛は、行動・心理症状やせん妄となって現れることがある

2002年に提唱された、世界保健機関（WHO）による緩和ケアの定義では、「痛みやその他の身体的・心理社会的・スピリチュアルな問題を早期に見出し的確に評価を行い対応することで、苦痛を予防し和らげる」と示されています。これらは、全人的苦痛（トータルペイン）といわれます。認知症の中核症状にこういった苦痛が加わることで、行動・心理症状やせん妄が出現しやすくなります。行動・心理症状の主なものとしては、不安、焦燥、興奮、攻撃性、幻覚、妄想、多動、徘徊などが挙げられます。行動・心理症状やせん妄が発症した際に、その理由をひもといてケアへと結びつけることはとても大切ですが、発症につながると予測される苦痛をいち早く捉えて取り除くことも重要です。

また、残念ながら私たちの対応が認知症の人の苦痛の要因となっている場合もあります。認知症の人に、「殺される！」などと叫ばれ、拒否されたことはありませんか？　殺されることを連想させるような関わりをしていませんか？　認知症の人の行動・心理症状やせん妄は、私たちのケアを鏡として映し出していると認識し、日常的に何気なく行っている関わりが苦痛を与えていないか振り返る必要があります。

## これまでの生活歴を知り、その人に関心を向けよう

その人にとっての苦痛が何であるのかはもちろんのこと、何が苦痛を招き、和らげるのか考えるにあたり、入院前の生活歴の聴取が非常に参考になり、個別性のあるケアの提供へとつながります。本人や、その人のことを大切に思う人たちからしっかりと情報を得ましょう。認知症の人の苦痛を少しでも取り除きたい、苦痛を与えたくないと思いながらその原因やケア方法を模索している私たちの姿勢そのものが、認知症の人に安心感を与え、苦痛を緩和するための一歩となっていきます。

## 入院中の発見を退院後の生活につなげていこう

私たちは、入院中の認知症の人の様子から、どういうときに苦痛なのか、どうすればそれが緩和できるのかを知ります。その情報は、退院後の生活の中で存在する苦痛を緩和する重要な情報となります。その情報をぜひとも、認知症の人のケアをバトンタッチする人たちにもつなげていきましょう。

（森山 祐美）

**引用・参考文献**

1）岡本充子，桑田美代子，吉岡佐知子，他編：エンド・オブ・ライフを見据えた“高齢者のキホン”100．日本看護協会出版会，2017．

# 入院中に生活機能を維持すると認知症の人にどのような効果がありますか？

Answer

入院中も生活機能が維持され自分らしく生活できることで、認知症の人の安心・安全・安らぎにつながり、急性混乱のリスクを低下させます。入院前の生活状況を踏まえた認知症への適切なケアと身体疾患への早期対応によって生活機能が維持できれば、速やかな退院、そして地域へつなぐことができます。一方で、身体疾患の治療を優先し日常生活支援が不十分であると、認知機能の急速な悪化、退院困難や退院後の生活状況悪化のリスクが高まります。

## 生活機能とは？

認知症の人がその人らしく生きるためには、生活機能の維持が重要です。日常生活行動には、ADL（Activities of Daily Living）といわれる、食事、排泄、移動、整容、更衣、入浴と、IADL（Instrumental Activities of Daily Living）といわれる、食事の準備と片づけ、基本的な家事と掃除、電話の使用、服薬管理と健康維持、買い物、金銭管理、他者への配慮などがあります。

世界保健機関（WHO）は2001年、人の生活を捉える共通言語として国際生活機能分類（International Classification Function of Functioning, Disability and Health：ICF）を提唱しました。ICFでは、生活機能を人間が生活する上で使用している全ての機能と定義しています。生活機能の構成要素を心身機能・身体構造、課題や行為の個人による遂行に関する活動、生活・人生場面への関わりに関する参加に分類し、生活機能に影響を及ぼす背景因子を環境因子、個人因子としています。これらの構成要素間には図のように1つの要素が変化すると他の複数の要素も変化するという相互作用があります[1)]。

ナースは、入院している患者さんの心身の機能、入院環境やその他の因子によって認知症の人の生活機能にどのような変化が生じているのか、生じうるのかをアセスメントし、活動と参加の向上が回復を促進することを考慮した看護を提供する必要があります。

## 認知症の人の入院生活と生活機能

日常生活の活動性は、認知機能障害の程度と関連しています。また、認知症の人は、疾患やそれらの症状だけではなく、日々の交流や活動から遠ざかるといった入院環境によって、認知症自体よりも生活機能低下に与える影響が大きいと考えられます。認知症の人は、入院生活という、それまでと異なる環境に、戸惑い、不安になりながらも、自分でできることは行いたい、不快なものは取り除いて楽になりたいという思いから行動します。これらは、人として基本的なニーズを満たそうとする行動です。

図｜ICFの構成要素間の相互作用

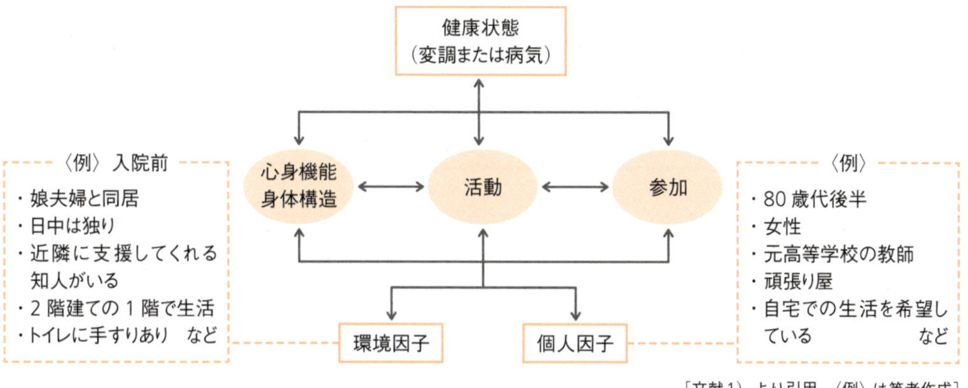


［文献1）より引用，〈例〉は筆者作成］

しかし、急性期病院ではそれが患者さんの安全を脅かす問題行動とされてしまう場合があります。身体の安全のために基本的なニーズを満たす行動が抑制されれば、混乱や、自尊心が低下するリスクが高まります。そして、それらは、さらなる生活機能の低下を引き起こします。認知症の人は、身体機能や症状、急性期病院の人的、物的な環境の変化によって生活機能の低下のリスクが高い人たちであるといえます。

## 認知症の人の生活機能を維持する看護の重要性

認知症施策推進大綱では、認知症の人が、住み慣れた地域の中で尊厳ある暮らしを保障する社会を目指すとされています[2)]。生きて暮らしていくために必要なのが生活機能です。一般病棟に入院している認知症の人は、認知症の治療を目的に入院しているわけではありませんが、その人にとっては、入院も生活の一部です。生活機能より身体疾患の治療を優先した結果、日常生活援助が不十分となり生活機能が低下してしまえば、身体的疾患が治ったとしても認知症の人の意思が尊重され、自分らしく生活することを支援したとはいえません。また、入院によって生じた生活機能の低下は、退院困難な状況を引き起こし、本人だけでなく家族の生活状況の悪化にもつながります。

看護は、人間としての尊厳を維持し、健康で幸福であることを願って、人間の普遍的なニーズに応え、健康的な生活の実現に貢献することを使命にしています[3)]。入院中であっても患者さんの日々の生活がより豊かであること、可能な限り生活機能が向上することを目指した実践が倫理的な看護実践といえます。ナースは、生活機能の低下を防ぎ、退院後にその人らしい生活ができるように支援すること、つまり生活機能を維持する援助をすることが病棟ナースが行う退院支援として最も重要なことといえます。　（菊地 悦子）

引用・参考文献

1）厚生労働省：国際生活機能分類－国際障害分類改訂版－（日本語版），2002.［https://www.mhlw.go.jp/houdou/2002/08/h0805-1.html］
2）認知症施策推進関係閣僚会議：認知症施策推進大綱，2019.［https://www.mhlw.go.jp/content/000522832.pdf］
3）公益社団法人日本看護協会：看護師の倫理綱領.［https://www.nurse.or.jp/nursing/practice/rinri/rinri.html］

# 入院中に認知症の人に食事を摂ってもらうためには どのような工夫ができますか？

**Answer**

認知症の人は、脳の器質的障害によって自発性や意欲が低下し、食欲が低下することがあります。また、身体的侵襲や痛みが強くなると自律神経のバランスが崩れ、さらに食欲を低下させます。食欲の改善を実践し早期退院につなげましょう。食事場面は開始から終了まで観察し、食事能力低下がないか確認しましょう。食行動の問題点があれば看護介入を具体的に計画し、生活の視点から環境を整えましょう。

## ナースが行う食支援のポイント

ナースの食支援は生命を維持するだけではなく、食べる楽しみ、できるだけ長く自宅で過ごす、交流する機会の提供といった全人的ケアの1つです。認知症の人の日常生活動作の中で、食事は最後まで自立が保たれる機能だといわれています[1)]。しかし、多くのナースは認知症の人の入院中に、「今までは自分で食べていたのにできなくなった」と家族にいわれた経験があると思います。“食べない”のか“食べられない”のか、認知症の人の摂食嚥下困難には、疾患も含めてさまざまな原因が指摘されています。ここでは、食事開始前から食後までの一連の流れに合わせて、食支援の工夫を紹介します。

### ❶食事前の支援

まず、口腔ケアや排泄ケアを行いましょう。口腔ケアは保清だけでなく唾液分泌促進や味覚などの感覚機能を向上します[2)]。また、食事中に尿意が起こると、食事が中断され食欲が低下する原因となります。便秘は腹部膨満で食欲を低下させます。食事前に排泄を済ませておきましょう。

図1｜食事時の姿勢のポイント

不適切な食事姿勢

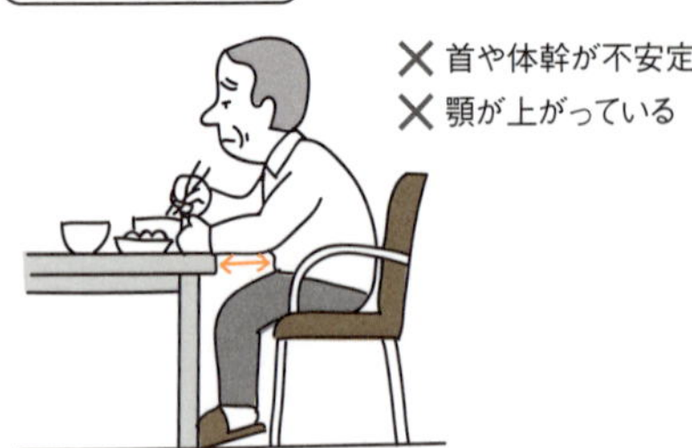


×からだとテーブルの距離が遠い
×両足裏が床面と接しておらず、姿勢が不安定

適切な食事姿勢

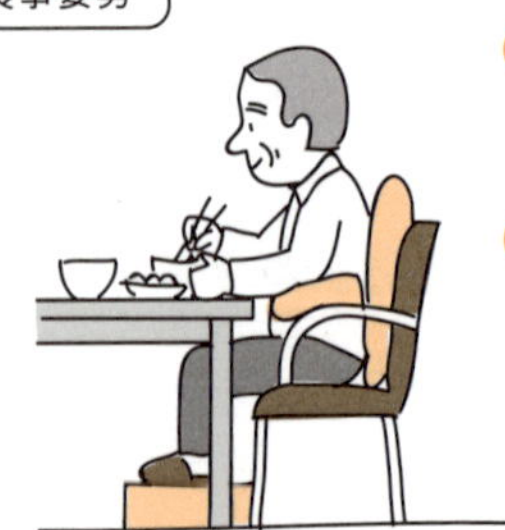

○首や体幹を安定させるため、肩甲骨付近にクッション等を入れる
○両前腕は肘の高さになるようにクッションやタオル等で調整

○からだとテーブルの間は握りこぶし１つ位の隙間とする
○股関節と膝関節は 90 度とする
○両足裏は床面に接するようにする（難しい場合は足置きなどで調整）

これらのケアが終わったら、姿勢を整えます。普段、ベッド上で食事する人はほとんどいないでしょう。できる限りいすに移って食事するようにしましょう。また、不適切な食事姿勢は誤嚥リスクを高めるだけでなく、食べ物を見えにくくします（図1）。

楽しく食事できるような場づくりも大切です。回復期リハビリテーション病棟や介護施設では、集団で食事を摂るケアを行っています。認知症の人は、周りの人の動作を真似して、食べ始めることもあります。

図2｜食事動作の誘導時のポイント

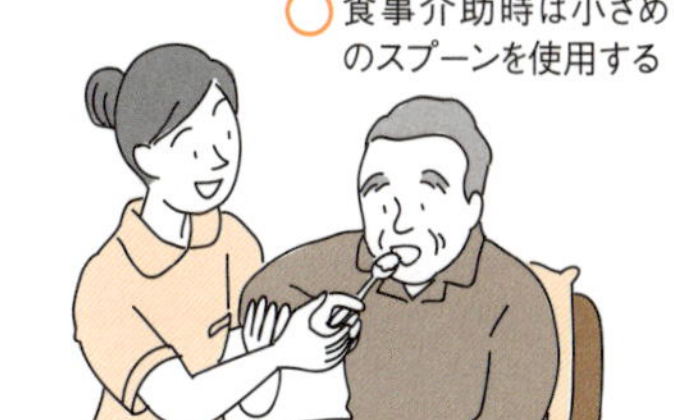

◯食事介助時は小さめのスプーンを使用する

◯一方の手で肘関節を支え、もう一方はスプーンを持つ手に添えて動作を誘導する

◯声をかけながら介助する

## ❷食事開始時の支援

周囲の人が食事を開始しても食べ始めない場合、要因として失認と失行が考えられます。

失認とは感覚器に器質的な異常がないにもかかわらず、食べ物がわからない状態です。この場合は食事の説明をしつつ、少し口に入れてみましょう。食べ物だとわかれば自ら食べることも多いです。また、失行とは食具の使い方や手順がわからなくなり、指示された動作ができなくなる食事動作の問題です。このような場合には箸やスプーンを手に持たせ、食事動作の誘導を繰り返してください（図2）。何度も繰り返すうちに手続き記憶を思い出す場合もあります。

常に食事動作の能力をアセスメントしながら、声かけや介助を行いましょう。

## ❸食事中の支援

見慣れない環境に集中できず食事動作が進まない人もいます。その場合は病室でカーテンを閉める等、食事に集中できる環境を整えます。病室で食べる際には明るさに注意する必要があります。暗いところでは赤いものは暗く、青いものは明るく知覚[3]され、ときに食欲低下の要因になりますから、ベッド位置の変更や卓上スタンドなどで照明を調整しましょう。

食物を口にためこんでいる人には、「飲み込んでください」などの声かけやお茶を勧めて嚥下を促します。掻き込みがちな人には、小さいスプーンに変更し一口量を調整します。食事時間が長くなると疲れも増えるので、30分〜40分で食べ終えるようにしましょう。

## ❹食事終了後の支援

認知症の有無にかかわらず、逆流性食道炎を起こさないために、食後すぐに横になることは避けましょう。

（内橋　恵）


**引用・参考文献**

1）枝広あや子：認知症の人の「食べられない」「食べたくない」解決できるケア．日総研．p.7，2016.
2）日本摂食嚥下リハビリテーション学会：第4分野 摂食嚥下リハビリテーションの介入 Ⅰ 口腔ケア・間接訓練Ver.2. 医歯薬出版．p.6，2015.
3）小澤瀞司・福田康一郎監修：標準生理学 第8版．p.287-292．医学書院，2014.
4）小山珠美：口から食べる幸せをサポートする包括的スキル．医学書院．p.20，2017.
5）枝広あや子他：認知症高齢者への食支援と口腔ケア．ワールドプランニング．p.37-40，2014.
6）山田律子：認知症の人の食事支援BOOK．中央法規出版，2015.

## 入院中に認知症の人が心地よい排泄をするためにはどのような工夫ができますか？

Answer

心地よい排泄を保障することにより、生活機能が維持できます。トイレだと気づきやすくする環境調整、排泄のサインやパターンをアセスメントしましょう。羞恥心への配慮、丁寧な説明を行い、安心感が持てる対応を心がけましょう。放尿・放便・ろう便・便異食に対しては、ミトンや抑制帯で行動制限するのではなく、予防策を検討しましょう。

### トイレの場所が認識できない場合の工夫

認知症が進行するにつれて、トイレの場所が認識できなくなります。また、慣れた自宅のトイレは認識できても、環境が変わることで認識できなくなる人もいます。トイレに近い部屋にする、トイレの表示方法を変える、トイレまでの動線を矢印等で表示する、夜間や薄暗い時間帯はトイレを点灯する等、その人にとってトイレの場所を認識しやすくなる方法を検討しましょう。

これらの工夫してもトイレの場所が認識できない場合は、尿意・便意のサインや排尿・排便パターンを確認し、誘導することが必要です。尿意・便意のサインは、落ち着かない、何かを探してうろうろしている、衣類を脱ごうとしている、陰部や殿部を頻回に触る等、人によって異なります。サインが見つからない場合、定期的にトイレ誘導を行いながら、個々の排尿・排便パターンを確認しましょう。

なお、トイレの場所がわからないからと、ポータブルトイレを設置することがありますが、慣れないトイレに混乱するケースもよく見受けられます。ポータブルトイレを使用する場合には、安易な判断は避け、必要性や使用目的を十分に検討しましょう。

### 排泄介助を嫌がる人への援助

認知症の人が体験していることを理解せずに援助すると、認知症の人は「白い服を着た人がトイレに入ってきて、突然ズボンを下ろした」、「いつもと違うトイレに戸惑っていたら、笑顔で近づいてきた人が大声で「おしっこ出ますか。わかりますか」と尋ねてきた」という体験をしており、次からトイレに行くことがつらくなることはいうまでもありません。このような体験が排泄介助を嫌がる理由になっていることも少なくありません。

トイレへ案内する際、認知症でない人への援助と同じように、耳元で「トイレに行きませんか。よかったらお手伝いさせてください」と声をかけ、周りの人へ聞こえないように配慮しましょう。嫌がる人に対し、大声で説得したり、大勢で介助したり、「今でなければ介助できません」と、ナース側の理屈で話したり無理強いしてしまうと、ナースへの警戒心が強くなり、排泄以外のケアも難しくなります。認知症の人の気持ちが穏やかなタイミングで声をかけ、一緒に少し話をして、ナースに安心感を持ってもらってからトイレへ誘導するなどの工夫が必要です。

## 認知症の人への排便コントロール

認知症の人は、高齢であること、内服薬の副作用、治療による長期臥床によって便秘になりやすい状態です。入院時の問診で便秘歴やイレウス歴の有無、普段の便秘対策を知る必要があります。便秘による不快症状を訴えることができずに、活気がなくなり、食欲が低下し、イレウスを合併することもあります。腹部の聴診や触診をこまめに行い、普段の腸蠕動や腹壁の硬さや膨満感を知っておくことで、異常の早期発見につながります。また、下剤を内服し始めたとき、特に刺激性下剤の場合、腸蠕動の亢進によって腹痛を感じていないか、いつもより落ち着かない様子はないかなど、細やかに観察する必要があります。

便秘症状が行動・心理症状の悪化を助長してしまうなど、生活の質を大幅に低下させている場合、栄養士と食事内容を検討する、言語聴覚士と嚥下機能を評価する、作業療法士と排便動作の確認や日中の活動内容を検討する、医師や薬剤師と内服薬の調整をするなどしましょう。

## 放尿・放便・ろう便・便異食への予防策

これらの行為は、認知症の人が認識できずに行っていることを理解し、予防策を検討する必要があります。汚染をしないように、拘束する衣類やミトンを使用することは、不快感が増大し、より行動・心理症状の悪化を助長させますので、まずは表に示す予防策を検討しましょう。これらの行為は完全に消失させることは難しいかもしれません。その場合、なるべく早く気づけるように対策し、発見時に大騒ぎすることなく、速やかに片づけて、認知症の人の尊厳を保てるように関わりましょう。

**表｜放尿・放便・ろう便・便異食への予防策**

- 尿意・便意のサインや排便・排尿パターンに合わせて速やかにトイレに誘導する
- 放尿する場所が人目に触れない場所であれば、ポータブルトイレや吸水シートを設置してみる
- 便に触れてしまう理由が、不必要なオムツ使用やオムツ内での排泄による不快感の場合、オムツの使用やオムツ内での排泄をやめてみる
- 便を口に入れてしまう場合、空腹感が見受けられるときは間食を取り入れてみる
- 食後のトイレ誘導で排便を促す、便秘がある場合は便が直腸へ溜まってくる時期を見計らって摘便や浣腸で排便をコントロールする

（川野かおり）


引用・参考文献

1）高山成子編：認知症の人の生活行動を支える看護．医歯薬出版，2014.
2）田中久美編：一般病棟における認知症高齢者へのケア．看護技術62(5)，2016.

# Q39 入院中に認知症の人の身だしなみを整えることにはどのような効果がありますか？

**Answer** 認知症の人への更衣、洗面、整容ケアは、活動への参加意欲を向上し、見当識を高め、生活リズムを整え、日常生活機能を維持し、結果として在宅への移行をスムーズにする効果があります。認知症の人が持つ生活機能を活かせるような環境を整えていきましょう。

## 身だしなみを整えることで活動への参加意欲が高まります

一般病棟における入院生活では疾患の治療を行うことが中心ですから、活動や人との交流はリハビリや面会といったものに留まってしまいます。加えて、入院という慣れない環境で、治療のためとはいえ苦痛や制限が伴う不快な生活を強いられることは、さらに活動への意欲を低下させる要因となります。

私たちナースは、日ごろから認知症の人の意欲を回復するために、症状緩和ケアや内服調整、身体拘束を最小限にする取り組みを意識して行っています。近年では、入院中の認知症の人を対象とした院内デイケアと称する活動をしている病院も増えています。

一方、整容ケアはどうでしょうか。整容とは、整髪や歯磨き、髭剃りなどの身だしなみを整えることです。基本的な看護ケアの1つですが、入院生活では疾患の治療や生命維持には直結する事柄でないため、つい後回しにしていないでしょうか。身だしなみを整えることは、認知症の人が自分らしさを表現するだけでなく、健康感を高め、自信や尊厳を保ち、他者との交流や活動への参加意欲を生み出します。髪が乱れたまま、口の周りが汚れたまま過ごすことは、その人の自尊心や生活意欲の低下につながります。

また、整容ケアを通して、着ている服や持ち物の個性やおしゃれの工夫を知ることで、その人への理解が深まり、よりよいコミュニケーションの構築にもつながります。

たとえば、病室から出るときは必ず帽子をかぶり、人とあいさつをするときには自然と帽子を脱ぐ姿、リハビリに行くときに少し寒いからと華やかなスカーフを首に巻く姿、何気ないおしゃれやしぐさ、ケア時の会話などを通して、その人の性格や生活歴などたくさんの気づきを得られることでしょう。

## 季節や場所、時間や人を認識することも助けます

認知症の人は見当識の低下が起こり、一般的には日時、場所、人の順にわからなくなるといわれています。私たちは、認知症の人がわからなくなった事柄について、何度も繰り返し説明してわかってもらおうと働きかけがちです。しかし、何度説明しても混乱が収まらず、転倒などの事故が発生したり、行動・心理症状が生じたりと、私たちの頭を悩ませ、

不全感や無念感ばかりが募る経験をしたナースは少なくないことでしょう。

日時、場所、人を認識しやすくする工夫はいくつかありますが、その1つに整容があります。たとえば、リハビリに参加する前に「◯◯さん、ナースの△△です。これからリハビリがありますから、その前に身だしなみを整えたいと思います」などと声かけながら、整髪、更衣をともに行ってみましょう。

整容ケアの時間を取り入れることで、認知症の人はリハビリの時間になったこと、これから部屋を出て移動すること、目の前で話をしている人がナースであることなどをゆっくり認識し、安心感を抱くことができます。認知症の人は瞬時に物事を判断することが不得手となります。「リハビリのお迎えがきたから起きますよ」などと、突然声をかけられたと同時に車いすに乗せられて、気づいたら廊下に出ていたという状況では、混乱しやすい状況を招きかねませんし、見当識の低下も引き起こすことでしょう。

また、私たちの多くが認知症の人の昼夜逆転を予防するケアの重要性を感じていると思います。起床時の歯磨き、洗面、オムツの交換、汚れた衣服の更衣を通して一日の始まりを、就寝時に行う整容ケアによって1日の終わりを認識してもらえるケアを行うことで、生活リズムが整うことにもつながることでしょう。

## 生活機能を維持しやすい環境づくりが大切です

最後に、整容ケアを行うにあたっては、本人の生活機能を維持できる関わりを意識して行うようにしましょう。たとえば、普段私たちが何気なく行っている“歯を磨く”という行為は、①ベッドから降りて、②歯ブラシとコップを用意して、③洗面台に行き、④歯ブラシに歯磨き粉をつけて、⑤歯を磨き、⑥うがいをする、という一連の動作があります。認知症の人は、これらの動作をスムーズに行うことができなくなりますが、すべての動作ができなくなったわけではありません。ナースや家族が全てを介助すれば、スムーズで素早く短時間でケアを終えることができますが、日常生活機能の低下を引き起こす状況に誘導することが、果たして退院支援といえるでしょうか。

歯磨き、洗顔、整髪、更衣において、どのような環境を整え、どのようにサポートすればスムーズに混乱なくできるのか、家族からの情報や、ケア時の観察からアセスメントしましょう。困っていることをそっとサポートするケアが安心感や信頼関係を高め、日常生活機能の維持へとつながることでしょう。

（川野かおり）

引用・参考文献

1）山田律子，井出 訓編：生活機能からみた老年看護過程＋病態・生活機能関連図．医学書院，2008.

## 認知症の人の病棟での過ごし方を充実させるためにはどのような工夫ができますか？

**Answer**

まずは信頼関係を構築し、なじみのある関係性を築くことが基本です。次に、入院生活を送る中で、安心感を得られる環境づくりに努めます。これまでの生活歴から好みの活動を促し、生活リズムを整えることで心身ともに安心し安定した状態を保ちましょう。充実した入院生活を送ることが生活機能を維持することにつながり、入院の長期化を防ぎます。

### 病棟での過ごし方を充実させるポイント

認知症の人は、環境の変化に適応する能力が低下しています。ですから、入院による突然の環境の変化に加え、白衣を着てマスクを装着した見ず知らずの人たちに囲まれ、難しい説明や一方的な検査や治療がなされれば、不安や恐怖、混乱が生じ、その場から逃れて、すぐにでも自宅に戻りたいと思うことは自然なことです。一方、医療者との間に信頼関係があり、病棟が安全で安心感の得られる環境だったなら、どうでしょうか。筆者は、急性期病院に入院中でも認知症の人の視点を持ち、少しの工夫をすることで、充実した入院生活を送ることができると考えています。

**❶信頼関係を構築しましょう**

入院時は、ゆっくりと自己紹介を行い、顔を覚えてもらい、なじみの関係づくりに努めます。その際に家族の付き添いがあれば、家族も含めて信頼関係を築き、家族との関わりから、安心感が得られる存在なのだという認識を持ってもらえるように配慮します。タッチングをしながら声かけを行うなど、言語的コミュニケーションだけではなく、非言語的コミュニケーションも活用して、信頼関係を構築していきます。そして、これまでの生活歴を聞きながら、好みの活動や笑顔が見られる話題などにも着目し、個人の尊厳や価値観、性格や対処行動のパターンなどを見いだしていきます。

**❷生活リズムを整えましょう**

生活リズムにおいては、日中に覚醒して過ごし、夜には眠れるようにサーカディアンリズムを整えます。日光を浴びることができるように、ベッドの位置は病室の窓側に配置しましょう。カレンダーや時計などを目につく場所に置くことで、日時がわかり安心して生活できます。また、自宅で使用していた枕やタオルケットなどを使用することで、なじみのある自宅の香りを感じることができ、そこから安心感が得られることもあります。ベッドサイドに家族の写真を飾ることでも、家族を身近に感じることができるでしょう。急性期病院の入院においては、なるべくこれまでの生活リズムを崩さないことがとても重要です。

### ❸好みの活動を促しましょう

これまでの生活歴から好みの活動を促し身体を活性化させ、病院での生活環境の適応を促進させていきます。たとえば、これまでの生活歴や本人の性格、職業等も考慮し、その人に合った看護援助を実践していきます。

## 認知症の人の病棟での過ごし方を充実させた事例

### ❶人の役に立つことを生きがいにしていたAさん

心不全のため入院した85歳女性のAさん。点滴治療が開始されましたが、開始直後は治療を行っていることを忘れるなど、落ち着かない様子が見受けられました。そこで、点滴施行中は点滴部位が見えないように工夫して襟口から点滴ルートを伸ばし、背部に点滴の輸液ポンプを置き、点滴が気にならないような配慮をしました。夜間は点滴を中止し、四肢が自由になるように工夫しました。

また、家族から生活歴を聴取したところ、Aさんはこれまで専業主婦として家族を支え、人の役に立つことを生きがいにしてきたことがわかりました。手先が器用という長所を活かし、かつ人の役に立っているという実感を持ってもらうために、入院中はタオルを畳む作業やアルコール綿のパッケージを切って箱に入れる作業をお願いしました。ナースの手伝いをすることで表情も活き活きとしており、「みんな頑張ってね」と医療スタッフに声をかける姿はまるで家を守る母親のような表情でした。

入院生活において、居場所があることを感じ、安心できる環境の中で、必要な検査や治療を受けられることは認知症の人にとってとても重要なことです。

### ❷好みの活動を通して自分らしく過ごせたBさん

消化管出血のため入院した87歳男性のBさん。緊急入院で突然酸素マスクや心電図モニター、点滴などの医療機器類が装着されたこともあり、せん妄や急激な環境変化に伴う行動・心理症状の出現が懸念されました。また、なじみの家族があまり面会に訪れることができない事情がありました。絵画が趣味であったという家族の情報から、入院生活の中で塗り絵を楽しんでもらう機会を設けました。スタッフはもちろん、入院患者やその家族から声をかけられたり塗り絵を褒められたりすると、Bさんはとても嬉しそうな表情を浮かべていました。さまざまな人と交流を図ることで、孤独感が軽減され笑顔が見られていました。

このように、好みの活動を促すことで、入院中であっても生活を大きく変えない工夫が可能です。酸素マスクや心電図モニター、点滴などの医療機器による苦痛や不快感を自覚しないような環境づくりと好みの活動を通した看護援助により、入院環境に適応しやすくなります。急性期病院に入院し治療中であっても、精神的に安定した時間を過ごすことで、検査や治療を円滑に進めることができますから、このような工夫が医療者のみならず、認知症の人や家族にとってとても意味のあることなのです。

（神田　藍）

**引用・参考文献**

1）鈴木みずえ編：急性期病院で治療を受ける認知症高齢者のケア．日本看護協会出版会，2013.

# Q41 認知症の人に病棟で十分に休息をとってもらうことにはどのような効果がありますか？

**Answer**

検査、処置、治療は必要なことですが、疲労の原因にもなります。また、入浴、食事、排泄、整容、ナースによるケア等も認知症の人にとって心身の疲労につながる活動です。認知症の人は、疲労していることを言葉で伝えることが難しくなります。活動後の姿勢の乱れ、表情や態度の変化から疲労感を観察し、適切に休息を促すことで、安心感が生まれ、精神症状が安定し、夜間の入眠がスムーズになり、生活リズムを維持することにつながります。

## 活動と休息をバランスよく保つことで精神状態が安定します

休息は活動後の心身の疲労回復だけでなく、次の活動への心身の準備のためにも必要です。入院中の認知症の人の場合、使い慣れない浴室での入浴、点滴ルートがつながった状態での食事、なじみのない看護師からの羞恥心を伴う排泄介助など、日常生活援助も心身の疲労につながる活動となっています。1つの活動を終えたら休息してから次の活動にうつる、という生活が精神状態を安定させ、行動・心理症状の発症予防につながります。

一般病棟において、夜間の睡眠を促すために、長時間の車いす乗車や日中の活動時間を増やすことがあります。このような対策によって疲労した状態が続くと、日中の精神症状が悪化し、夕方から混乱や大声が続き夜間の入眠を困難にすることがあります。活動後の姿勢の乱れ、表情や態度の変化などから疲労感を観察し、適宜休息を促しましょう。

## 加齢による睡眠の質の変化を踏まえた休息の計画をしよう

認知症の人は、加齢によって睡眠の質が変化しています。夜間に覚醒しやすく、日中は何度か眠くなる生理的リズムとなります。成人のように日中覚醒し、夜間は持続して眠ることが、生理的に難しくなっています（参照→Q42）。

消灯時間を21時、朝の起床時間を6時から7時と設定している病棟は多いですが、高齢者の場合、平均的な睡眠時間は5～6時間となり、9時間持続して入眠し続けることは生理的に難しくなります。早朝覚醒や中途覚醒があることは生理的なことであると評価し、日中の過眠を予防しつつ、日中の眠気に応じて、15分から30分のお昼寝を15時までに促すとよいといわれています。

## 心理的な休息をとる視点を持とう

認知症の人の心理的な休息を促すために、どのような情報収集が必要でしょうか。医療

図｜認知症の人の心理

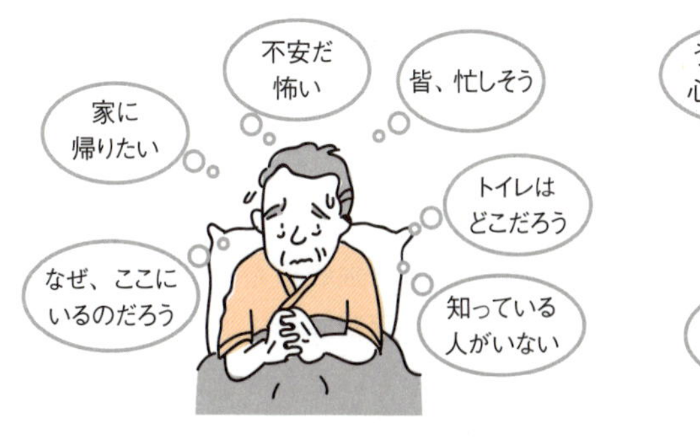

家に
帰りたい
不安だ
怖い
皆、忙しそう
トイレは
どこだろう
なぜ、ここに
いるのだろう
知っている
人がいない

不安・不快な心理状態

うれしいな
心地よいな
安心できる
場所だ
困ったら
助けてもらえる
皆、親切で
やさしい
今からリハビリ
に行くのだね

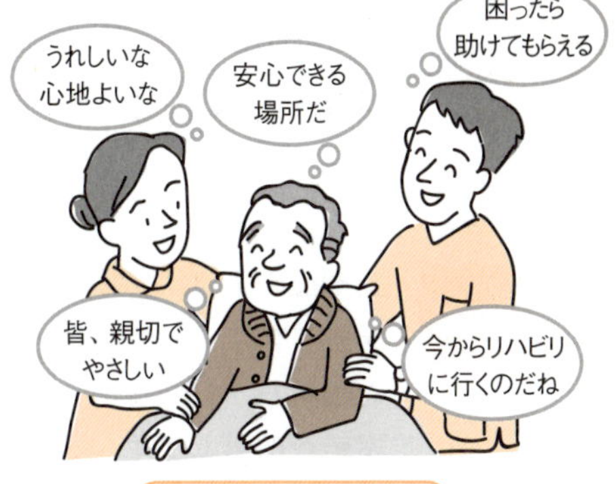

安心・快適な心理状態

表｜非言語的に表される微弱なサインの例

| 心地悪い状態 | 心地よい状態 |
|---|---|
| ・ケア（介護・看護・治療）に対して否定的なしぐさがあった<br>・苦痛、痛み、不快感の表情、言動<br>・沈んだ表情・暗い表情<br>・周囲を警戒する（周囲を気にする、逃げようとするなど）<br>・関わられる（身体に触れられる、声を掛けられる）と身体が緊張する<br>・怒り、いらつきの表情、言動（ベッド柵を叩く、叫ぶなど） | ・穏やかな表情（顔に緊張がない）<br>・身体の力が抜けている（リラックスしている、身体に緊張感がない）<br>・目に輝きがある　目に力がある<br>・笑顔<br>・満足げな表情<br>・問いかけに応じてくれた（応じようとした）<br>・気持ちよさそうに寝ている（安心した表情、窮屈そうでない） |

［文献1）を基に作成］

者・同室患者など他者との関係性、身体症状や治療による痛みや不安、身体抑制のストレス、生活の変化など、さまざまなことが心理状態に影響を与えます。認知症高齢者の心理的な特徴（図）を理解するよう心がけましょう。羞恥心をもよおすケアを異性スタッフから受けたくない、同室者の会話が理解できない、今までの生活習慣と異なる生活に合わせられず戸惑っている、医療費の支払いのことが気になる等、不安・不快な心理状態の背景となることは一般の人であっても表出しにくいものです。認知症の人の場合、助けを求めることができず、心理的な負担が増すことで、興奮や被害的な訴え、抑うつ的な症状を生じることがあります。看護師は認知症の人の非言語的に表されるサイン（表）や、家族からの情報、他職種からの情報などを意図的に収集し、心理的な負担が軽減する環境や生活、ケア方法を検討する必要があるでしょう。

（川野かおり）

引用・参考文献

1）湯浅美千代，小川妙子：重度認知症患者に対するケアの効果を把握する指標の開発（第1報）．千葉看護学会誌13（2）：82，2007.
2）田中久美編：一般病棟における認知症高齢者へのケア．看護技術62(5)，2016.

# 認知症の人が病棟で心地よい睡眠を得るためにはどのような工夫ができますか？

**Answer**

認知症の人は、加齢や認知症による影響で睡眠の質が変化し、睡眠障害を生じます。日中傾眠がちで夜間の中途覚醒が多い人に対して、睡眠薬を検討し、日中ナースステーションで起きていてもらうだけでは、昼夜逆転が改善しても、心地よいケアを提供できていません。1日の睡眠と覚醒のリズム、休息と活動のバランス、治療・身体症状・生活活動による影響、精神状態の変化など、多様な要因をアセスメントし、ケア内容を見直すことで、より心地よい睡眠ケアとなるでしょう。

## 睡眠障害への対策は薬物調整よりもケアを優先しましょう

認知症の人が入院環境や生活になじめず睡眠障害が生じた際、睡眠薬や抗不安薬が処方されがちですが、これらの薬剤はせん妄や転倒転落を引き起こす場合があるので注意が必要です。認知症の人の睡眠障害への対策はケアを優先し、最終手段として薬の使用を検討しましょう。やむを得ず睡眠薬を使用する場合には、非ベンゾジアゼピン系やメラトニン受容体拮抗薬の内服を優先し、薬の使用量が最小限になるよう、医師や薬剤師と検討しましょう（表1）。

**表1｜睡眠障害に対する内服薬を最小限にする工夫**

- はじめから定期薬を増やすのではなく、症状に合わせて頓用薬を使用し、薬の種類や量を検討する
- 薬が効果的に作用する内服時間を検討する
- 症状が改善すれば速やかに減薬する

## 認知症の人の睡眠障害の特徴

高齢者は、加齢による生理的な変化によって、中途覚醒や早期覚醒となりやすく、早寝早起きになりやすく、夜間まとまって眠れないため、日中何度か眠くなります。高齢者の平均睡眠時間は5～6時間であり、病院での21時消灯、6時起床の生活に合わせることは、生理的に困難であることが伺えます。さらに、認知症の人は、高齢期の睡眠の特徴の他に、メラトニン分泌リズムの変化や、脳の変性によって、昼夜逆転や入眠困難を起こしやすい特徴があります（表2）。

また、認知症の原因疾患によって睡眠障害の特徴は異なります（表3）。最も特徴的なのは、レビー小体型認知症の人に起こるレム睡眠行動障害です。これは睡眠中に大声や暴れるなどの行動で、診断前や若いころからみられることもあります。

また、睡眠時の運動障害には周期性四肢運動障害やむずむず脚症候群があり、これらは合併していることもあります。周期性四肢運動障害は、足関節の背屈を主体とする周期的

**表2｜認知症の人の睡眠障害の特徴**

① 高齢による睡眠の変化
- ノンレム睡眠時の眠りの深さが深くならず、中途覚醒しやすく、浅い睡眠になりやすい
- 見かけ上寝ていても、熟眠感が得られにくくなる
- 生理的に睡眠が起こる時間帯が早まり、早寝早起きになりやすい
- 日中昼寝するようになり、成人期には単相性だった睡眠が多相性に変化する

② 認知症による睡眠の変化
- メラトニン分泌リズムの平坦化・不規則化によって昼夜が逆転しやすい
- 脳の変性によって、体温リズムが変調する
- レム睡眠行動障害（睡眠中に大きな声で寝言をいう・暴れる）
- 見当識障害や記憶障害により自ら生活リズムを整えることが難しくなる
- 睡眠障害によって、不穏、焦燥感、徘徊等の行動・心理症状や夜間せん妄が起こりやすい

**表3｜認知症の原因疾患別に見た睡眠障害**

| 原因疾患 | 起こりやすい睡眠障害 |
|---|---|
| アルツハイマー型認知症 | ・日常生活機能レベルが高いにもかかわらず、睡眠覚醒パターンに変化<br>・疾患の進行とともに、中途覚醒の増加、夜間睡眠の分断化、昼間睡眠の増加<br>・不規則型睡眠覚醒パターンへ変化<br>・睡眠時無呼吸症候群<br>・周期性四肢運動障害 |
| 血管性認知症 | ・夜間睡眠の分断化<br>・睡眠時無呼吸症候群 |
| レビー小体型認知症 | ・レム睡眠行動障害（疾患の発症に先行することが多い）<br>・むずむず脚症候群<br>・睡眠の質の不良<br>・日中の眠気 |
| 前頭側頭型認知症 | ・夜間睡眠の分断化<br>・睡眠相後退症候群による日中の活動性の低下<br>・軽度の患者においても睡眠効率の低下、睡眠時間の減少 |

（文献A～G）を基に作成）
［文献1）p.66より転載］

な不随意運動で、むずむず脚症候群は、安静にしていると下肢に虫が這うような感覚、かゆみ、ほてり、痛みがあり、下肢を動かすことで改善します。

睡眠覚醒リズムの障害には、入眠時間が早まり、覚醒が前倒しになることで深夜の覚醒や再入眠困難が生じる睡眠相前進症候群、入眠時間が遅くなり、朝の覚醒が困難となる睡眠相後進症候群があります。

どの原因疾患においても、入眠困難、早朝覚醒、中途覚醒は生じやすく、睡眠の分断化、つまり、何度も寝たり起きたりを繰り返しやすくなります。

## 心地よい睡眠を得られない要因のアセスメント

寝つけない、眠りが中断する、早く目が覚める要因を、認知症の人の立場に立って考えてみましょう。入眠前に内服した刺激性下剤の影響で深夜3時ごろから腸蠕動が亢進し、不快で目が覚めてしまった。乾燥した病室で喉が渇いたが、どうすれば水が飲めるのかわ

**表4｜一般病院において心地よい睡眠が得られない認知症の人へのアセスメント**

① 睡眠が障害される要因の検討
・身体的要因：発熱、呼吸困難、咳嗽、夜間頻尿、掻痒感、疼痛、便秘等の不快な症状
・治療による影響：治療による長期臥床、点滴、酸素マスクやチューブの使用、各種ドレーンやカテーテル留置による不快感など
・環境的要因：消灯後の照明が明るすぎる・暗すぎる、モニター音、医療者の足音や話し声、夜間のオムツ交換や点滴交換、夜間巡視時のライトの明かりや照らし方、同室患者の夜間の行動やいびきなど
・心理的要因：入院環境や治療に対するストレス、見当識障害により、人・場所・時間がわからず混乱している、記憶障害により治療やケアの説明を受け同意したことを思い出せず不安があるなど

② 睡眠に関する本人の訴えの把握
③ 入院前の生活パターンと現在の比較
④ 1日の総睡眠時間と睡眠と覚醒のリズム
⑤ 入眠困難、中途覚醒、早朝覚醒の要因
⑥ 日中の活動と休息のバランス
⑦ レム睡眠行動障害の有無
⑧ 妄想、幻覚の有無

からず、夜中に廊下を歩いていた。面会者が帰って1人になると、カテーテルや点滴チューブが気になりはじめて寝つけなかった…。どの状況も一般病院において起こりうることですが、認知症の人が説明できない状況下で私たちが気づくには、腹部聴診で腸蠕動の亢進を確認したり、口唇の乾燥から口渇を予測したり、面会者が帰った後の表情の変化やカテーテル類を気にする様子に気づいたりと、細やかな観察と推測が必要です（表4）。要因や原因が推定できたら、それに対してケアを行うことがポイントです。

認知症の人の訴えに耳を傾けることも大切です。レビー小体型認知症で妄想や幻覚症状があるため混乱が強く、認知機能がかなり低下していると考えられていた人に、寝つけない理由について尋ねると、「夜になると、空調機から虫がたくさん出てくる幻視があって、気持ち悪くて寝つけない。怖いから誰かのそばで寝たい」と語った人がいました。初期の場合、妄想や幻覚が現実でないと認識できていることも多く、どのようにサポートすれば落ち着くのか自身で表現できることもありますから思い込みは禁物です。

睡眠のアセスメントにおいて、夜間の睡眠状況だけでなく、1日の睡眠覚醒リズムの把握や、日中の精神症状の把握も必要です。日中の過眠や夕方の興奮した精神状態が、入眠を困難にさせることもあります。さらに、入院前の自宅や施設での生活パターンを把握し、現在との違いを比較し、療養生活を見直すことも大切です。

## 心地よい睡眠を提供するためのケア

認知症の人が心地よい睡眠を得るためには、現在の睡眠状態を正確に把握し、睡眠を障害する要因や原因を取り除くことがケアのポイントです。また、入院前の生活パターンと現在の比較から、生活を見直すことも重要です。

具体例として、①朝、気持ちよく目覚めるケア、②入眠をスムーズにするケア、③夜間の睡眠を持続させるケアを紹介します。

### ❶朝、気持ちよく目覚めるケア

起床と同時に朝食前の採血や採尿をするのではなく、気持ちよく目覚めてから丁寧に説

明して行うなど、その人のペースに配慮した関わりが大切です。

カーテンを開けて部屋を明るくすること、寒暖の差に気を配りながら空気を入れ替えること、「おはようございます」という朝の声かけ、洗面・整容・歯磨きなど身支度を整えること、採光のよい場所での朝食など、自宅で朝を迎えるときと同じような環境を整えることが、認知症の人に気持ちのよい目覚めを促します。朝、日光を浴びると、15時間前後に睡眠促進ホルモンのメラトニンが分泌されるため、スムーズな入眠を促します。

また、時計やカレンダーなどを見やすい場所に置き、「今日は○月○日、現在○時です」と伝えることで、日時や朝であることをより認識しやすくなります。

### ❷自然な入眠を促すケア

自然な入眠を促すために、夕方以降は静かな環境で穏やかに過ごせる工夫、室内の照明の工夫（直接目に光が入らないが真っ暗ではないなど）、点滴等のカテーテル類を最小限にするなど環境面への配慮が必要です。また、痛みやかゆみといった不快症状が入眠時間に軽減されるような薬物調整やケアも検討してみましょう。入眠前の習慣（音楽を聴く、祈る、本を読むなど）がある場合、入院中も継続できるように検討してみましょう。

### ❸夜間の睡眠を持続させるケア

寝具の調節、快適な室温や湿度調節、モニター音や作業音への配慮、夜間の医療処置やケア回数をなるべく減らし、巡視時やケア時の明かりが目に入らないようにしましょう。

中途覚醒がある場合、原因に合わせた対応を検討します。たとえば、口渇や空腹の訴えがあり眠れない場合は、一口大のお茶菓子と温かいお茶や牛乳で喉を潤します。痛みやかゆみなどの不快症状がある場合には頓用薬の使用やケアを工夫しましょう。不安や寂しさ、環境変化によって精神状態の悪化が観察されるときは、ナースステーションやデイルームなどで一緒に過ごし、落ち着いたころを見計らって、ベッドへお連れするのもよいでしょう。

夜間の中途覚醒が頻回にあり昼夜逆転の傾向があるときは、日中の活動と休息のバランスを検討するなど、長期的な視点での援助が必要です。（川野かおり）


引用・参考文献

1）高山成子編：認知症の人の生活行動を支える看護．医歯薬出版，2014．
2）田中久美編：一般病棟における認知症高齢者へのケア．看護技術62(5)，2016．

A）三島和夫：睡眠制御メカニズムとその加齢変化．老年精神医学雑誌21(9)：939-949，2010．
B）千葉 茂，田村義之，稲葉央子，他：認知症にみられる睡眠障害．認知症ケア学会誌6(1)：96-103，2007．
C）山田尚登：認知症でみられる睡眠障害の種類とその鑑別．ねむりと医療5(1)：20-23，2012．
D）西田宣代，山田尚登：認知症と睡眠障害．老年精神医学雑誌21(9)：957-964，2010．
E）橋本 衛：レビー小体型認知症の薬物療法．老年精神医学雑誌22(2)：176-183，2011．
F）水上勝義：レビー小体型認知症の精神症状．老年精神医学雑誌22(2)：155-160，2011．
G）肥田昌子，三島和夫：概日リズム睡眠障害の病態生理研究の動向．日本生物学的精神医学会誌22(3)：165-170，2011．

# 認知症の人の安心と安全を保障する倫理的配慮とは何ですか？

**Answer**

急性期医療において、救命や治癒を目的とした治療を迅速かつ効率的に遂行することは重要です。しかし、入院というなじみのない環境によって、認知症の人の安心と安全が脅かされていることも理解しましょう。また、「認知症だからできない」と決めつけることなく、自らの意思を有している1人の人として、日常ケアを通して安心して自分の意向を伝えることが可能な環境を提供しましょう。

## 急性期病院において認知症高齢者を擁護する立場表明2016

日本老年看護学会は「急性期病院において認知症高齢者を擁護する立場表明2016」を発表しました。ここでは、認知症のある高齢者は、「認知症の診断の有無によらず、加齢や疾病等によって、日常生活の遂行に何らかの支障をきたすほどの認知機能の低下を示しつつも、潜在する力を有し、主体的に自分の人生を生きようとしている高齢者であり、コミュニケーション障害によりうまく表現できないとしても、自らの意思を有している人」と定義しています[1]。認知症の人が病院に入院した際には、その人の尊厳が損なわれることなく円滑に治療を受けることができ、心穏やかに療養生活を送ることができるよう、また家族も、認知症の人の最良の理解者として医療者から信頼と配慮を受け、望む範囲でケアに参加することを通して、少しでも重圧から緩和されることを目指しています。

この立場表明では、急性期医療を受ける認知症の人とその家族の安心と安寧を保障する看護を推進することを目的として、表に示す8つの立場を提示しました。

## 認知症の人の安心と安全を保障する関わり

病院が救命や治癒を目的とした治療を遂行することは大切ですが、なじみのない入院環境の中で認知症の人の安心と安全が脅かされていることをまずは理解することが重要です。以下に、急性期病院という制約下での本人重視の医療・ケアの推進策を示します[1]。

### ❶身体拘束を当たり前としない医療・ケア

急性期病院では事故予防・安全が第一義とされ、事故が起これば、疾病の治癒・回復が遅延すると考えられています。そのため、身体拘束は人権尊重の立場から行うべきではないという認識はあっても、身体拘束を行う前提での同意書や拘束具が準備されることがあります。アセスメント後の身体拘束開始、早期の解除、限定的な使用とするなど、急性期病院において、身体拘束原則禁止の除外要因となる「切迫性」「一時性」「非代替性」という3原則の真の理解と実現を推進することが基本です。

表｜「急性期病院において認知症高齢者を擁護する」日本老年看護学会の立場表明2016

| | |
|---|---|
| 立場1 | 認知症高齢者へのマイナスイメージを払拭します |
| 立場2 | 治療優先環境のもとで認知症高齢者本人を擁護します |
| 立場3 | 治療後の回復像に基づく生活像を家族と共有して早期退院を目指します |
| 立場4 | 急性期病院という制約下での本人重視の医療・ケアの推進策を提示します<br>①身体拘束を当たり前としない医療・ケア<br>②高齢者の混乱や家族の我慢を助長する対応に気づく医療・ケア<br>③認知症高齢者の生活像を描写する医療・ケア<br>④生活像に基づく予期的個別ケアをチームで推進する医療・ケア<br>⑤認知症高齢者に適さない医療・ケア環境ならびに慣習の改善 |
| 立場5 | 認知症高齢者に付き添う家族の忍耐と重圧への理解を深めます |
| 立場6 | 認知症と認知症ケアに関する知識を刷新します |
| 立場7 | ガイドライン策定や診療報酬改定に向けたエビデンスを提示します |
| 立場8 | 学術的知見の蓄積により認知症看護の体系化を図ります |

［文献1）より一部抜粋］

### ❷認知症高齢者の混乱や家族の我慢を助長する対応に気づく医療・ケア

認知症に適した対応がなされないことで混乱した認知症の人の言動は、「認知症だから…」「行動・心理症状だから…」と捉えられ、ナースは忙しい中、つい細かい配慮が疎かになり、人間的な出会いが欠如することがあります。ナースの対応によって認知症の人の混乱や家族の我慢を助長させることがあることを、まずは理解しておく必要があります。

### ❸認知症高齢者の生活像を描写する医療・ケア

入院前の日常生活の送り方に関心を持ち、家族や他のスタッフからの情報を共有することで、高齢者が退院後どのような日常生活を送ることができるのか、その生活像を描いてケアにあたることの価値を共有することが必要です。

### ❹生活像に基づく予期的個別ケアをチームで推進する医療・ケア

認知症の人がどのようなニードを持つのかを生活像と結びつけてアセスメントし、どのような行動をとりやすいかなどを予期して個別の対策を立てることが予防策につながります。生活像に基づいて予期的個別ケアの価値をチームで共有し、チームリーダーがその舵取りをするチームケアが重要です。

### ❺認知症高齢者に適さない医療・ケア環境ならびに慣習の改善

医療者には気づきにくいけれども、認知症のある高齢者に適さない医療・ケア環境・慣習があります。認知機能が障害されると不都合が生じる環境や慣習について点検し、それらを見直し、改善することが必要です。

このように、認知症の人の安心と安全を保障する関わりとは、認知症の人が安心してここに居られるという視点を持って看護に当たることといえます。（正木 治恵）

引用・参考文献

1）「急性期病院において認知症高齢者を擁護する」日本老年看護学会の立場表明2016.
［http://184.73.219.23/rounenkango/news/news160823.htm］

# Q44 認知症の人が安心できる環境を病棟でつくるにはどうすればよいですか？

**Answer**

病棟の非日常的な環境は、それ自体が認知症の人の不安や困惑を増大させます。そして、その環境に対処しようとしても、うまくいかず混乱に陥ることが少なくありません。まずは、①不安や困惑を増強させない、②自分が居てもよい場所と感じてもらう、③認知機能低下による入院生活上への支障を補う環境を整えることが、認知症の人が安心できる病棟環境につながります。治療を目的とする病棟環境のハード面の変更は難しくても、ソフト面の物理的・社会的・運営的環境を工夫することは可能です。

## 物理的・社会的・運営的環境を調整することの重要性

認知症の人は、適切な支援が受けられず入院生活への適応がうまくいかないと行動・心理症状やせん妄を引き起こし、本来の入院目的である疾病の治療や回復が滞るばかりでなく、その後の生活の質にも大きな影響を及ぼしてしまいます。これらのリスクを回避するには、入院生活への適応の障壁となる環境要因を低減することが極めて重要です。そのための具体的な環境調整は、病棟や病室の構造、ベッド周囲、明るさ、音、温度・湿度等の物理的環境、ナースをはじめとする病棟スタッフ・他の患者さん・家族等の社会的環境、病棟のスケジュールや看護体制等の運営的環境の3つの側面[1)]に分けて検討することが有用です。

## 物理的環境の調整

### ❶認知症の人の不安や困惑を増大させない工夫

認知症の人は、いったん混乱に陥るとそこからの回復が容易ではないため、入院当初からの支援が必須です。さまざまな人が行き来する病棟の入り口は、認知症の人にとって過剰な刺激となり、不安や困惑を増強させてしまいます。まずは、付き添ってきた家族等と一緒に病室（できるだけ騒音の少ないところが望ましいです）に案内してから必要な説明をしましょう。その後の入院生活においても、何がその人の不安や困惑を増大させるのかを理解しつつ、物理的環境を調整することが求められます。

### ❷自分が居てもよい場所と感じてもらえるようなベッド周囲の工夫

入院生活を過ごすベッド周囲に、その人にとって大事な存在や入院前から使っているなじみのものがあることで、安心につながります。入院前に使っていたお気に入りの枕（図ⓐ）やタオルケット（図ⓑ）を持ってきてもらい、寝具としましょう。また、本人が大好

図｜ベッド周囲の環境の工夫

ⓔの内容例

草野さま
今日は4月1日です。草野さんは熱がでて肺炎のために入院しました。だんだん良くなっているので心配しないで下さい。
肺炎が治ったら家に帰れます。
用事や心配な事があったら何でも看護師に声をかけて下さい。
B棟14階
職員一同

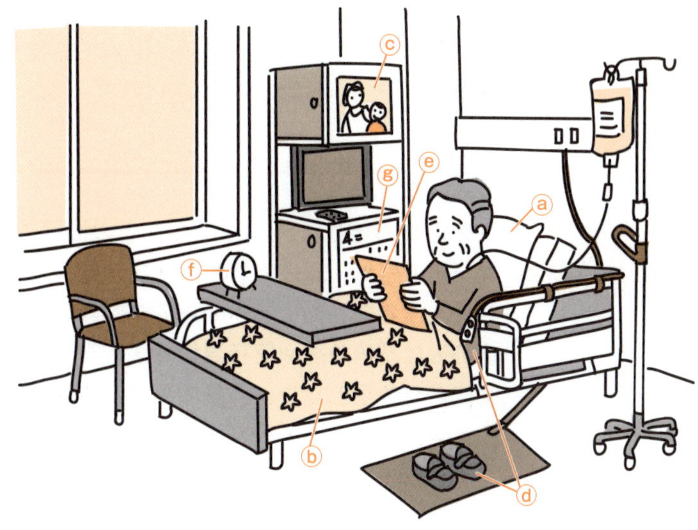

きな家族やペットの写真（図ⓒ）、趣味の品物を置くことも効果的です。安全面で可能ならば、寝衣や履物（図ⓓ）も日常的に使用しているものを用いるとよいでしょう。

### ❸中核症状による入院生活の支障を補う環境の工夫

認知症の人は、説明時には理解していても近時記憶障害のため長時間覚えておくことが困難です。「ここがどこか、自分がなぜここにいるのか」等を書いたものをその都度確認できる工夫（図ⓔ）、「今がいつか」等の見当識を補う時計（図ⓕ）、カレンダー（図ⓖ）等を置くことで記憶障害や見当識障害による支障を減らすことができます。ただし、事前に書字や時計が理解できるかどうかを確認しておきましょう。

## 運営的・社会的環境の調整

前項で示した物理的環境の調整を入院時から行うためには、認知機能障害の有無の情報を、入院前や入院時に入手できるよう入退院調整部門や外来と連携する体制が必須です。入院中は個々の認知機能障害による生活への影響を判断し、生活リズムを整えたり家族の協力を得たりできるチーム体制づくりも必要です。

また、ナースは社会的環境の1つですが、物理的・運営的環境の調整を実行する思考と行動力を備えておくことが不可欠です。ナースが認知症の人の言動の背景にある事情を引き出し、対応できる言語的・非言語的コミュニケーション[2]を読み取ることで、本人の不安や困惑を低減し、安心につなぐ社会的環境としての役割を果たすことができます（参照→Q3）。

（小山 幸代）

引用・参考文献

1）公益社団法人日本看護協会編：認知症ケアガイドブック．p.121-122．照林社，2017．
2）小山幸代：運動器看護に欠かせない認知症を有する高齢者とのコミュニケーションスキル．日本運動器看護学会誌 10：2-7，2015．

# 入院中の認知症の人の安全を確保するためにできることは何ですか？

**Answer**

身体症状の苦痛、チューブ類などの医療処置をはじめとして、生活時間・排泄感覚・環境の急激な変化、社会関係の変化、禁止や制止を意図した医療者の言動や対応の全てが心身の安全や安寧を脅かします。認知症の人は記憶障害や実行機能障害、視空間認知障害により、危険の認知や回避が苦手となり、心身の苦痛を的確に伝えられないことがあります。ナースには、その人の自律の力を支え、尊厳を保つためにあらゆる対応を見いだす努力が求められます。

## 一般病棟に入院する認知症の人の安全を脅かす要因を知ろう

認知症の人にとって入院環境は画一的な風景や複雑な設備として映っています。家族とも離れ、極めて非日常的な親しみのない環境でもあります。とりわけ急性期病院に入院すると環境や社会関係の変化に加え、病気や治療によって身体機能の変化や症状の苦痛などを伴うことから、環境の変化への不適応（リロケーションダメージ）をより起こしやすくなります。治療を開始してから、服薬の管理ができていなかったなど治療上・療養上の問題が明らかとなり、始めて認知症を合併していることに気づくこともあります。

認知症の人にとっては、チューブ類など医療処置や医療機器、羞恥心が伴う身体ケア、家庭とは異なる光や音、飲水・食事制限、複雑な指示や行動を制止・否定するような医療者の言葉、不適切な行動制限など、あらゆることが身体の安全や精神の安寧の脅威となります。栄養状態や電解質の異常など身体的な負荷、不安や孤独感などの精神的な負担も加わり、せん妄や行動・心理症状が出現しやすくなります。そのような場合、入院の長期化や合併症の増加につながり、生命予後やQOLにも影響を及ぼします。

## 認知症の人の行動特性と中核症状との関連を理解して接しよう

落ち着きがないと思っていたら実は便秘による痛みがあった、訴えがないので問題がないと思っていたら脱水や低栄養による活動低下だった…といった経験はありませんか？認知症の人の身体的苦痛や全身状態の悪化は見落とされやすく、不適切な対応がなされてしまう危険があります。

認知症の人は認知機能障害により自覚症状を的確に伝えることが苦手になります。近時記憶障害では、新しいことが覚えられない、数分から数日前のことが思い出せず、治療内容の説明内容や治療したことを覚えていない、1つひとつ確認しないとわからないといった行動で現れます。実行機能障害では、予測し、スケジュールを組み、修正することや複数の作業を同時に行うことが苦手になります。今まで何気なくしていた行動ができなくなり、内服の管理やセルフケアに支障を来します。視空間認知障害では、複数の物の位置関係をつかむことが苦手になり、顔の判別や表情の読み取りも難しくなります。体をうまく動かせないといった行動として現れ、トイレにうまく座れないこともあります。認知症の多くは神経性疾患で平衡感覚障害を伴うこともあり、つまずきやすくなります。失語・失行では言葉の理解や発語が困難になり、運動機能は保たれていても、目的を持った行動ができなくなります。注意障害では、気が散りやすくなり、必要なところに注意が向けられなかったり、集中することに疲れ、あれこれ気になってどうしてよいかわからず混乱しやすくなります。

医療者は複雑な指示をしたり、行動を否定するような言葉で伝えることがないよう、中核症状を理解し、安全に療養できる環境を考えていくことが大切です。

## 入院前からチームで認知症の人の適応を促進できる準備をしよう

外来では入院が決まったときから、生活状況や全体像に関心を寄せ、なじみのないスタッフでも、親しみのあるケアが継続できるように家族や在宅スタッフと事前準備や申し合わせなどを行うことが大切です。入院生活への適応を促進するために、すべての人に、「生活のリズムを整えるケア」を計画し、個人およびチームの看護力により心身の状態や病態を理解・予測し、表現や表情のささいな変化を細やかに捉えていくことが必要です。身体治療と並行して、予防的な視点での関わりとして、入院中の「不快」を患者の望む「快」にシフトするよう、看護の方向性を導き整えていくことが重要です。また安心して在宅での療養生活に戻ることができるように、つなげていくことも求められます。

## フレイルと認知症の進行を防ぐために行動制限を最小限にしよう

身体拘束やセンサーマットの使用などの行動制限によって、廃用が進行して関節可動域や排泄機能などの身体活動関連の問題や生活機能の低下が起こるだけでなく、感染や褥瘡の発生リスクも上がり、身体・精神・社会的なフレイルが進行します。柵でベッド周囲全て取り囲むことや、向精神薬等による不適切な鎮静も行動制限と捉えられます（参照→Q49, 50）。

身体拘束を減らす取り組みを行い、医療チームは多職種で倫理的な話し合いを重ね、生活に寄り添うナースは1人ひとりの自律の力を支えるなど、尊厳を保つあらゆる対応を行うことが求められます。

（北野真知子）

引用・参考文献

1）小藤幹恵編：急性期病院で実現した身体抑制のない看護．日本看護協会出版会，2018.
2）本田美和子監修：ユマニチュード−優しさを伝えるケア技術．IGM Japon，2015.

# Q46 認知症の人の点滴自己抜去を防ぐにはどうすればよいですか？ 実際に自己抜去が発生した場合はどうすればよいですか？

**Answer**

まず、認知症の人の言葉や行動の根底にあること、希望していることを考え、ケアにつなげることが大切です。そうすることで、本人の苦痛や不快な原因に気づき、個々に対応することができます。実際に自己抜去が発生した際には、自尊心を低下させないよう、温かい言葉をかけながら迅速かつ誠実に対応しましょう。また、日ごろから医療者の安心のための点滴になっていないか自己点検することも必要です。

## 認知症の人の点滴自己抜去を防ぐための基本的な考え方

### ▶必要な点滴かを考える

治療の目的や現在の全身状態をアセスメントし、医師と相談して今行っている点滴が必要かどうかを検討します。不必要な点滴は終了し、必要な場合も点滴の時間を認知症の人の行動パターンに配慮して、持続点滴をしないなどの検討を行います。

### ▶点滴を抜こうとする意味を考える

点滴自己抜去を防ぐには、点滴を触ろうとする行動を制止するのではなく、どうしてそのような行動をしてしまうのかを考えましょう。無意識な行動にも、その人なりの思いがあります。認知症の人に寄り添い、その人の言葉や行動の根底に何があるのか、希望していることは何かを考え、ケアにつなげることが大切です。そうすることで、本人の苦痛や不快な原因に気づき、個々に対応することができます。

### ▶生活機能と生活リズムをよく知り、点滴のタイミングをあわせる

認知症の人が安心感を抱き、心地よく過ごしてもらうためには、その人の置かれている状況や思い、生活パターン、好きなこと等についてよく知る必要があります。

### ▶認知症の人の尊厳を大切にする関わり

日ごろから認知症の人の尊厳を大切にし、誠実に関わることがその人の安心感につながります。「触らないで」など禁止用語や否定的な言葉は使用せず、相手の行動に理解を示す関わりが基本となります。

## 自己抜去を防ぐための具体的な工夫

### ▶点滴やルート類が視界に入らないよう工夫する

点滴の意味が理解できない、気にする様子が見られる場合には、刺入部を包帯で巻き、ルート類を寝衣の袖の中に通し、首元から出すなどします。また点滴台を頭元や背中側に置き、視界に入らないような工夫もします。

### ▶点滴ルートの違和感を軽減する

ルート類が動いて肌と擦れないよう包帯でやさしく巻きます。痒みが原因で触ってしまう場合には、皮膚にやさしい保護材やテープを使いましょう。また、痒みが生じないよう、普段から保清ケアを行うことも重要です。

### ▶寝返りや体動を考慮に入れた点滴ルートの長さにする

動きにくさや引っぱられる等の苦痛がないよう、夜間の寝返りや日中の行動を考えて、長さを調節しましょう。

### ▶点滴ポンプの明かりや音に配慮する

点滴ポンプの明かりやアラームは非日常的でストレスになります。ポンプの明かりを布等で和らげ、早めの対応でアラームを防ぎ、療養環境をできるだけ日常に近づける配慮が必要になります。

### ▶医師と相談し、点滴時間を検討する

医師と相談し、不要な点滴を終了・抜針し、必要であれば夜間の点滴を中止するなど点滴時間に配慮します。内服への切り替えも検討します。

### ▶認知症の人の状況に合わせてトイレに案内する

点滴中は、通常よりも排泄が促されることがあります。日ごろの排尿パターンに加え、いつもより早めにトイレに案内することも必要になります。

### ▶認知症の人にとっての快の刺激を増やす

認知症の人が好む散歩や保清、会話、趣味等、その人にとって心地のよいケアを行います。また、家族やかわいがっているペットの写真を見えるところに置く、普段の生活を送る中で読んでいる新聞や書籍などなじみのものを側に置く等して、安心して過ごせる療養環境を整えることも効果的でしょう（参照→Q44）。

### ▶チームで協力し、ひとりにしない

状況によっては、ナースがそばで看守り、タッチングや声かけ等をして認知症の人が安心して過ごせるよう、チーム内の業務調整が必要になります。

## 点滴自己抜去後の対応

認知症の人の場合、どのような状況で自己抜去したかを忘れていたり、うまく言語化できず説明できないことがあります。まずは、刺入部からの出血や、転倒や転落等のアクシデントに伴うものでないか状態把握を行いながら、速やかに対応します。くれぐれもその人の自尊心を低下させないよう、温かい言葉をかけながら誠実に対応します。

点滴を自身で抜いた背景には、その人にとって何らかの苦痛や理由があると考えましょう。自分たちのケアで不足していたことがなかったか、その人の思いや行動の意味を考え、ケアの内容をチームで振り返り、次のケアに活かすことが重要です。　（山田 雅子）

引用・参考文献

1）小藤幹恵編：急性期病院で実現した身体抑制のない看護．日本看護協会出版会，2018.

# 認知症の人の転倒・転落を防ぐにはどうすればよいですか？ 実際に転倒・転落が発生した場合はどうすればよいですか？

**Answer**

認知症の人の退院の遅れや機能低下の原因となる転倒・転落を防ぐには、認知症の人の生活全般を捉え、生活障害に対するケアを基盤にします。また、多面的なアプローチを基軸にニーズを満たすケアを行い、安心して過ごせる療養環境を整えます。事故発生時には状況を把握し、チームで検証します。その人の行動の目的や意味を捉えて改善策につなげるとともに、転倒しても大きな外傷を防ぐためのケアを行いましょう。

## 生活の視点で総合的なアセスメントをしよう

入院中の転倒・転落は退院時期の遅れや退院後の生活機能低下につながることから予防と発生時の適切な対応が必要となります。認知症の人の転倒・転落は、生活の中で何らかの目的を持って行動する過程で生じることが多いことから、予防のために特別なケアを行うのではなく、認知症の人の生活全般を捉え、日常の中で生じる生活障害に対するケアを基盤とします[1,2)]。また、生活を脅かすさまざまな要因、たとえば認知機能障害により生活上の困難が生じる、不安や混乱を来す、自身のニーズが満たされない、疼痛や不快感などの苦痛が生じるという状況に対し、自分なりに対処するために取った行動に身体機能の障害や能力に見合わない動作が重なることで転倒・転落をもたらします。つまり、認知症ケアの質を上げることが転倒予防[2,3)]につながります。多職種とのチームアプローチを行い、転倒・転落予防の視点だけではなく、生活の視点で総合的にアセスメントしましょう。

ナースは、認知症の人の療養生活の中で最も近い存在であり、チームの中心ですぐに介入できる強みがあります。加齢性の障害、身体機能、生活障害、精神状態、環境だけでなく、家族からの情報も得ながら、行動パターン、生活リズム、性格などその人全体を捉え、具体的にどのような状況や時間帯に何のニーズが生じやすいのかを考えましょう。1つひとつのニーズを満たすことで、認知症の人は、その場所で安心して療養生活を送ることができます。その結果、症状が安定し、本来持つ能力を発揮することができ、安全な行動をもたらします。苦痛や不安を低減させるケアや声かけも重要です。また、認知症の人は自らが危険な状況に置かれているという認識が薄く、欲求のままに動き、危険を回避する行動が取れない[4)]ため、安全に行動できるよう環境調整を行いましょう。たとえば、離床センサーなど機器類を活用し、ニーズを把握し対応することも効果的です。そして、回復のタイミングを逃さず、活動範囲を広げながら早期退院を目指しましょう。

## 転倒・転落事故発生時ならびに発生後の対応

### ❶事故後の対応

多くの情報収集や多面的なアセスメントに基づきケアを行ったとしても、認知症の人の場合、突発的で予測がつかない行動をとることも多くあり、完全に転倒・転落事故を予防できない現状があります。

万が一、転倒・転落事故が生じた場合、本人の状態観察・処置や対応とともに転倒・転落事故の状況把握が重要です。状況把握では、本人が正確に状況を説明できないことが多いため、事故が生じる前の状況を想起できるよう、転倒・転落していた状態やその周辺の状況について細かく描写した図とそのときの本人の言動を記録します。その際、「なぜ転んだのですか？」という問いではなく、「何かしようとしたのですか？」など何のニーズがあったのかについて問いかけ、"認知症の人だから何を聞いてもわからない"と決めつけず、本人の訴えに耳を傾けることが大切です。その上で、チームカンファレンスで振り返ります。検証の際は、多くの情報を基に可能性のあるニーズをすべて出していきます。

たとえ、そのニーズが何かを特定できなくても、なぜ、どうしてこのような行動や動きをしたのか、という視点で話し合うことは今後の改善策につながります。

また、転倒・転落事故が起きても重大事故に至らない、つまり骨折や頭部外傷など大きな外傷を予防するために、フェイルセーフのケアも併せて行うことが望まれます。ヒッププロテクターや衝撃吸収マットなどの使用も検討しましょう。

### ❷家族への対応

家族もしくはキーパーソンには、事故からできるだけ時間を置かずに第一報を入れ、状況を説明しましょう。その後、カンファレンスが終了した時点で現在の状況、検証結果と対応内容を再度説明します。このとき、今後も継続して存在するリスク要因について伝えていくことも大切です。

家族によっては、入院中に起きた認知症の人のさまざまな変化が捉えきれず、不安や不信が増大することがあります。家族の認識状況を把握した上で考えや要望を傾聴し、家族が納得できる対応方法を一緒に考えましょう。転倒・転落予防のケアだけではなく、ナースが認知症の人に安心感をもたらすために行っている日常ケアの実践内容を伝えることでも家族に信頼や安心をもたらすことができます。

（杉山 智子）

引用・参考文献

1）鈴木みずえ，丸岡直子，加藤真由美，他：臨床判断プロセスを基盤とした認知症高齢者の転倒予防看護質指標の有用性－急性期病院と介護保険施設の比較による検討，老年看護学19(1)：43-52，2014.
2）湯浅美千代，杉山智子：急性期病院の看護スタッフが行う認知症高齢者の転倒予防，日本認知症ケア学会誌15(3)：599-605，2016.
3）杉山智子，湯浅美千代：認知症看護認定看護師ならびに認知症専門病棟の看護師と介護職者のとらえている認知症高齢患者に特有の転倒予防ケア．医療看護研究10(2)：40-47，2014.
4）杉山智子，湯浅美千代：高齢者看護におけるリスクマネジメント．安全医学7(2)：14-21，2011.

## Q48 認知症の人に離棟・離院の可能性がある場合にはどうすればよいですか？

**Answer**

認知症の人にとって、入院生活は治療や行動制限が伴う不快なものでストレスがかかりやすくなります。一般病棟において、離棟・離院できるくらいの生活機能を有しているのであれば、退院し住み慣れた場所で療養することが基本となります。住み慣れた場所に早く退院できるよう、入院時から本人・家族と入院治療の必要性について合意形成を行いましょう。入院生活を安心して過ごせるためのケアや、離棟・離院に至らないよう事前に察知できる方法、離棟・離院時には早急に対応できる体制を病院内で決めておくことが必要です。

一般病棟への入院は突発的に発生することが多く、疾患の治療が終わるまで入院生活が継続します。突然の入院で環境に慣れる間もなく侵襲的な治療が行われ、苦痛や行動制限による不自由さを伴う不快な場所であるという認識から、入院生活は認知症の人にとって特にストレスがかかりやすくなります[1)]。このため「帰りたい」という思いはさらに強くなっていきます。

### 早期退院に向けた家族との合意形成と退院支援

入院生活によるストレスを減らすためには、病状が安定し自宅療養や通院治療が可能となった時点で、できる限り早く住み慣れた地域や生活の場に戻れるようにします。円滑な早期退院を目指すため、入院時に患者の治療目的と退院時の状態について医療者から十分に説明し、入院治療のゴールについて家族と合意形成を行うことが重要です。

家族にはできる限り早期にこれまでの生活や介護内容について情報収集し、対応能力や今後の介護の見通しを把握するとともに、必要な支援を明確化して介入しましょう。家族の中で誰が主介護者となるか、キーパーソンとなるか把握し、主介護者から家族の生活や、介護を行う場合の生活の変化を確認します。その上で、家族関係や介護経験の有無、ソーシャルサポートの有無やその内容を把握します。これまでの生活スタイルが変更されることも予測されるため、何がどのように変わり、どのような準備が必要か明らかにする必要があります。本人と家族全体の生活の変化をイメージできるよう利用可能な社会資源の具体的な情報提供を行い、地域のサービス事業者と連携を取っていく必要があります[1)]。

ほとんどのナースは、患者が離棟・離院する前にその兆候を察知しています。兆候を察知した段階で速やかに退院や自宅外泊が可能かどうか、家族、地域の支援者、主治医などと検討してみましょう。退院・外泊が難しいようであれば、安心感が得られるよう家族に付き添ってもらえる時間や期限を確認し、治療への参加を依頼しましょう。

また、安心して在宅療養が継続できるよう、退院後に病院ナースが自宅を訪問する退院後訪問指導を利用することもできます。これによって、生活での困り事の相談や療養指導を退院後に行うことが可能となり、早期退院につながります。

## 安心感を持って過ごすためのケア

認知症の人は不安や混乱を来しやすく、入院の説明を受けていても認知機能障害によって「ここはどこだろう？」と不安を抱きます。どのような説明がその人の理解につながるか、どれくらいの時間で説明した内容を忘れてしまうのか把握し、状態に応じてメッセージを伝える必要があります。

ひとりでいることに不安を抱いているようであれば、表情や行動を観察できるよう、ナースが訪室しやすい距離の病室にするなどすぐに対応し、ストレスの軽減が図ることが重要です。不安を抱いている理由を直接本人に尋ねるなどし、不安を解消できる説明や環境づくりも有用です[2)]。これまで慣れ親しんだ物を病室に持ち込んだり、自宅での生活リズムや趣味について情報収集し、病状の許す範囲で気分転換できるよう配慮することで、安心感を抱いて過ごせることにつながります（参照→Q44）。

また、点滴や膀胱留置カテーテルなどのルート類をできる限り減らし不安を取り除けるよう医師と治療計画を検討しましょう（参照→Q46）。安心して過ごせる場と認識することは、離棟・離院リスクの軽減につながります。どのような対応やケアが認知症の人の不安を取り除くことができるか、チーム内で検討していきましょう。

## 離棟・離院に備えた体制づくり

離棟・離院発生時には直ちに対応できるよう、搜索方法や連絡体制を離棟・離院時の状況ごとに決め、すぐに行動に起こせるよう病院内でルールを定めておくことも重要です。

離棟・離院に気づいたときには捜索のためできるだけ多くの人員を集め、捜索範囲や残っている患者のケア等の役割分担を行う必要があります。捜索に当たり情報共有を行うため、氏名とともに、年齢・性別・体型・着ていた服装・行動特徴等が記載された患者情報票を作成し、キーステーションとなるスタッフに情報を集中しながら役割分担ができるようマニュアルをあらかじめ作成しておきます。極めてリスクの高い人については、その人の特徴や、着用している衣服を確認し院内全体で共有しましょう。また、センサー類などの安全対策機器の活用や、離棟・離院リスクが高い人であることが病院の職員に認識できるようにするなどの工夫も検討してみるとよいでしょう。

なお、個人情報の取り扱いには十分に注意しましょう。また、安全対策機器については代替できるケアがないか事前によく検討し、必要がなくなればすぐに解除するなど、倫理面への配慮を忘れないことが大切です。（市川　真）

引用・参考文献

1）野嶋佐由美，渡辺裕子編：家族看護21 認知症の人と家族へのケア．日本看護協会出版会．p.42-43，2013.
2）公益社団法人日本看護協会編：認知症ケアガイドブック．p.85-87．照林社，2016.

## 認知症の人の入院中の事故予防の手段として身体拘束を行うことは有効ですか？

Answer

身体拘束の実施が事故予防に有効であるというエビデンスは明らかにされていません。近年の研究によると身体拘束は「転倒予防」には効果がなく、むしろ、転倒のリスク要因となることが示されています。事故を予防するために行った身体拘束により、転倒などの事故が誘発されるというような悪循環を引き起こさないためにも、身体拘束以外の方法で事故を予防していく必要があります。

### 身体拘束の実施が事故予防に有効というエビデンスはない

これまで、身体拘束は患者さんの安全を守る援助技術の1つとして実施されてきました。これは日本に限った話ではなく、海外でも同様です。しかし、30年ほど前に海外で発表された「高齢者の拘束に関する神話」という論文では、高齢者への身体拘束についての6つの誤った医療者の認識（神話）に対し、研究論文の結果を示しながら反証しています[1)]（表1）。

表1｜高齢者の拘束に関する神話

| | |
|---|---|
| 神話Ⅰ | 高齢者は転落しやすく重大なけがを負いやすいので拘束すべきである。 |
| 反証Ⅰ | 拘束を実施したときのほうが転落事故は増加しており、拘束は怪我のリスクを取り除くことができないことを多くの研究が示している。 |
| 神話Ⅱ | 危害から患者を守ることは、道徳的義務である。 |
| 反証Ⅱ | 身体拘束で高齢者を「守る」ことは、身体の固定により生じる多くの医原性の問題のリスクに高齢者を曝すことにもなる。 |
| 神話Ⅲ | 不適切な拘束により個人と施設は法的責任を問われる。 |
| 反証Ⅲ | アメリカの規則では、不必要な拘束からの高齢者の自由を保障しており、高齢者の緊急事態よりもスタッフの便宜のために拘束を行ったときに法的責任が問われる。 |
| 神話Ⅳ | 高齢者は拘束されることを実際には嫌がっていない。 |
| 反証Ⅳ | 身体拘束された高齢者は、怒りや恐怖、抵抗、屈辱、意欲の喪失、不快感、諦め、拒否から同意までさまざまな感情を抱き、拘束経験は高齢者に大きな衝撃を与える。 |
| 神話Ⅴ | 不十分な人員配置のために高齢者を拘束せざるを得ない。 |
| 反証Ⅴ | 身体拘束の実施とスタッフの人員配置には関連がない、スタッフ数や重大な怪我を増やさずに身体拘束を減らすことができる、身体拘束以外の方法によりスタッフの時間消費を減らすことができる、ということが研究で報告されている。 |
| 神話Ⅵ | 身体拘束に代わる他の方法を利用できない。 |
| 反証Ⅵ | 身体拘束に代わる手段がないため、身体拘束が最初に思いつく方法、もしくは唯一の方法になっている。身体拘束の代替方法として、生理学的なケア、心理社会的なケア、活動、環境調整、管理的支援、スタッフの訓練などが明らかになっている。 |

［文献1）を基に筆者作成］

近年の研究においても、身体拘束は「転倒予防」には効果がないこと[2)]、むしろ、転倒のリスク要因となることが示されています[3)]。身体拘束の実施が、入院期間の延長につながることも報告されています（参照→Q50）。現状では、身体拘束が早期退院を促す事故予防の手段として有効であるというエビデンスはないといってよいでしょう。

また、どのような行為が身体拘束となるのかを医療者が理解していないことにより、身体拘束行為だと知らずに実施している状況があることも指摘されています[4)]。たとえば、ベッド周囲を囲むベッド柵の設置や、車いす乗車時の腰ベルトの着用、テーブル付きのいすに座らせるなどの行為です。身体拘束以外の方法で事故を予防していくためには、身体拘束行為の正しい理解と、医療者間での認識の共有が重要となります。

## 身体拘束の定義や具体的な行為を理解しよう

### ▶身体拘束とは

2016年度診療報酬改定における疑義解釈では、身体的拘束は、抑制帯等、患者の身体又は衣服に触れる何らかの用具を使用して、一時的に当該患者の身体を拘束し、その運動を抑制する行動の制限であり、車いすやいす、ベッドに体幹や四肢をひも等で縛る等はすべて該当すると説明されています。

### ▶身体拘束の具体的な行為

介護保険施設を対象として厚生労働省が発行した「身体拘束ゼロの手引き」には、身体拘束の具体的な11の行為（表2）が示されています[5)]。

この手引きでは、ひも、ベルト、ベッド柵、車いすなどの使用や、鍵のかかる部屋に隔離することなどにより身体の動きを制限する身体的拘束（フィジカルロック；physical-lock）、向精神薬の不適切な服用により活動を抑制する薬物拘束（ドラッグロック；drag-lock）が含まれています。病院では、身体的な拘束をしないために、本人の意思にかかわらずナースス

表2｜身体拘束禁止の対象となる具体的な行為

①徘徊しないように、車いすやいす、ベッドに体幹や四肢をひも等で縛る。
②転落しないように、ベッドに体幹や四肢をひも等で縛る。
③自分で降りられないように、ベッドを柵（サイドレール）で囲む。
④点滴・経管栄養等のチューブを抜かないように、四肢をひも等で縛る。
⑤点滴・経管栄養等のチューブを抜かないように、または皮膚をかきむしらないように、手指の機能を制限するミトン型の手袋等をつける。
⑥車いすやいすからずり落ちたり、立ち上がったりしないように、Y字型拘束帯や腰ベルト、車いすテーブルをつける。
⑦立ち上がる能力のある人の立ち上がりを妨げるようないすを使用する。
⑧脱衣やおむつはずしを制限するために、介護衣（つなぎ服）を着せる。
⑨他人への迷惑行為を防ぐために、ベッドなどに体幹や四肢をひも等で縛る。
⑩行動を落ち着かせるために、向精神薬を過剰に服用させる。
⑪自分の意思で開けることのできない居室等に隔離する。

［文献5）より引用］

テーション周辺で車いすなどに乗って過ごしてもらうことがよくありますが、医療者の都合でその人の居場所を限定するこのような行為も、「身体拘束」であると考えられます。また、離床センサーなどの機器類も、その人の動きを感知し、自由な行動を制限することを目的として使用する場合には「身体拘束」となります。

その他、言葉によって行動を制限することも「言葉による拘束（スピーチロック；speech-lock）」といわれています。「ベッドから降りないでください」「危ないので車いすに座っていてください」といった、何気なく発した言葉も、場合によっては該当するということを理解しておく必要があります。

## 身体拘束に関する法令を理解しよう

### ▶介護保険施設における身体拘束

1999年に厚生労働省から介護保険施設における運営基準として「身体拘束禁止規定」が省令されたことにより、高齢者施設では身体拘束が原則禁止となっています。2000年に開始となった「ゴールドプラン21」にも、認知症高齢者支援対策として、介護現場における身体拘束禁止の趣旨を踏まえた、質の高い介護サービスの実現を推進していくことが示されました。

### ▶病院における身体拘束

一般病床では、身体拘束に関する法的規制や実施基準は示されていません。しかし、2016年度診療報酬改定により「認知症ケア加算」が新設され、身体拘束の実施が減算の対象となりました。介護保険施設のみならず、病院でも身体拘束を禁止していこうという取り組みが政策的にも推進され始めています。

諸外国においても、身体拘束に対する問題意識は高く、米国では1990年代より急性期病院での身体拘束の廃止に向けた規制や基準が示されています[6)]。また、看護の質評価指標においても、有害事象として身体拘束の実施が設定されており、身体拘束のないケアが標準となることが求められます。身体拘束は人間の尊厳を脅かす行為であり、たとえ法的な規制がなくても、看護師1人ひとりが専門職の責務として身体拘束の縮小、廃止に努めていく必要があると考えます。

## やむを得ず身体拘束を検討する場合の留意点

### ▶身体拘束が許容される3要件の慎重な検討

身体拘束禁止規定では、当該入所者（利用者）又は他の入所者（利用者）等の生命又は身体を保護するため緊急・やむを得ない場合には、身体拘束が認められています。具体的には、切迫性、非代替性、一時性の３つの要件を満たし、かつ、それらの要件の確認などの手続きが極めて慎重に実施されているケースに限られます。

認知症の人は、入院に伴う環境の変化や治療に必要な医療機器類の使用などを背景に、この3要件が適応されやすく、身体拘束が実施されやすい状況があります。しかし、治療が優先される急性期病院では、安易にこれらの要件に高齢者の状況を当てはめ、身体拘束

表3 |「緊急・やむを得ない場合」身体拘束が許容される3要件と確認ポイント

| 切迫性 | 利用者本人または他の利用者等の生命または身体が危険にさらされる可能性が著しく高いこと<br>▶事故を誘発するような不要な医療機器は使用していませんか？<br>▶認知症の人にとって、快適で安全な環境は提供できていますか？ |
|---|---|
| 非代替性 | 身体拘束その他の行動制限を行う以外に代替する介護方法がないこと<br>▶身体拘束以外の安全対策を考えましたか？<br>▶身体拘束以外の方法を試してみましたか？ |
| 一時性 | 身体拘束その他の行動制限が一時的なものであること<br>▶身体拘束が一時的な手段となっていますか？<br>▶やむを得ず身体拘束を実施した場合には、継続的に身体拘束の必要性を評価していますか？ |

を正当化しやすい状況があるのではないでしょうか。表3に3要件を検討する際に確認しておきたいポイントを示しました。高齢者の安全よりも、医療者の都合が優先されてはいないか、本当に「やむを得ない」のか、各要件について医療者個人ではなくチームで考え、「やむを得ない」状況の改善に向けて取り組むことが、予防的な身体拘束の回避につながります。

### ▶本人や家族（キーパーソン）との対話

やむを得ず身体拘束の実施を検討する場合には、認知症の人本人や家族（キーパーソン）の意向を確認し、理解を得ていく必要があります。認知症の人は、本人の意向を確認することが難しい状況も多く、家族（キーパーソン）との話し合いがより重要になってきます。

身体拘束の実施の是非については、法的な規定が明確に示されていないため、身体拘束の実施や未実施が高齢者の安全に対する医療者・施設の責任として訴訟問題となる可能性があります。このような現状で、認知症の人にとってよりよい選択をしていくためには、身体拘束を実施した場合と実施しなかった場合に起こり得るリスクなどについて本人や家族（キーパーソン）に丁寧に説明しながら、ともに検討し、理解を得ていく必要があるでしょう。

（住谷ゆかり）

引用・参考文献

1）Evans LK, Strumpf NE: Myths about Elder Restraint.Image Journal of Nursing Scholarship 22(2): 124-128, 1990.
2）Sze TW, Leng CY, Lin SK: The effectiveness of physical restraints in reducing falls among adults in acute care hospitals and nursing homes: a systematic review. JBI Library of Systematic Reviews10(5): 307-351, 2012.
3）Deanna GM, Patricia AQ: Preventing Falls in Acute Care. In: Boltz M, Capezuti E, Fulmer T, Zwicker D, eds. Evidence-based Geriatric Nursing Protocols for Best Practice. 5th ed. p.283-309. New York. Springer Publishing Company, 2016.
4）Kong EH, Choi H, Evans LK: Staff perceptions of barriers to physical restraint-reduction in long-term care: a meta-synthesis. Journal of Clinical Nursing26(1-2): 49-60, 2017.
5）厚生労働省「身体拘束ゼロ作戦推進会議」：身体拘束ゼロへの手引き．p.7，2001.
6）Bradas CM, Sandhu SK, Mion L: Physical restraints and side rails in acute and critical care settings. In: Boltz M, Capezuti E, Fulmer T, Zwicker D, eds. Evidence-based Geriatric Nursing Protocols for Best Practice. 5th ed. p.381-394 New York. Springer Publishing Company, 2016.

# Q50 身体拘束をすることで認知症の人にどのような悪影響がありますか？

Answer

身体拘束は、人権や尊厳を脅かすだけでなく、身体・心理・社会的な側面からさまざまな悪影響をもたらします。
認知症の人のADLは疾患や治療の影響を受けやすいため、身体拘束の弊害によりさらに生活機能の低下を来すような状況が起こらないように、身体拘束の実施は慎重に検討する必要があります。

## 身体拘束によって引き起こされる弊害、認識していますか？

急性期医療の場では、認知症の理解に基づいた適切なアセスメントやケアができないことにより、中核症状や行動・心理症状などの認知症症状に対して、不必要な身体拘束が実施されていることが問題になっています。

身体拘束の実施が事故予防に有効であるというエビデンスは明らかにされていませんが、弊害については、国内外の多くの文献で報告されています。表にその一部をまとめてみました。認知症の人は、身体拘束の実施にかかわらず廃用症候群につながるさまざまな合併症に罹患しやすいといわれています[1)]。また、身体拘束の実施に伴う悪影響により、入院契機となった疾患は回復しても生活機能やQOLが低下し、退院が困難となったり、退院後の地域での生活が一変してしまう事態もしばしば見られます。私たちは、身体拘束が引き起こす弊害を念頭に置いた上で、身体拘束の実施の是非を検討しなければなりません。

身体拘束により、自由な行動を制限され、人間の尊厳を脅かされるという体験は、ケアの前提となる信頼関係にも悪影響を及ぼします。認知症の人にとって、身体拘束が自分の安全を守るための手段だと理解するのは難しいことです。身体拘束の実施者は「自分に危害を与える存在」として認識されることも念頭に入れて対応する必要があります。

表｜身体拘束による弊害

| 直接的な弊害 | | 神経損傷、窒息、死 |
|---|---|---|
| 間接的な弊害 | 身体的 | 転倒・転落、転倒・転落関連の骨折や怪我、感染症、失禁、身体可動性・機能性の低下、ADLの低下、褥瘡 |
| | 精神的 | 興奮、認知機能の低下・悪化、見当識障害の悪化、自尊心の低下、無力感 |
| | 社会的 | 入院期間の延長、社会的活動の減少 |

［文献2, 3）を基に筆者作成］

## 事例から身体拘束の影響を考えてみよう

Aさん（83歳 女性）は、軽度の認知機能障害がありましたが、近所に住む娘夫婦の支援を受けながら独り暮らしをしていました。5日前から発熱と咳嗽・喀痰、息苦しさなどが出現し、娘さんとともに近医を受診したところ、肺炎と診断され入院となりました。

入院後、Aさんは肺炎の治療のため左前腕より持続点滴が開始されました。高齢であること、杖歩行であることに加えて、入院直後自分の病室がわからなくなる等の混乱が観察されたため、入院時カンファレンスで転倒転落を起こしやすい状態と判断され、事故予防対策としてセンサーマットが設置されました。排泄時などベッドを離れる際にはナースコールを押してもらい、夜間はベッドの脇にポータブルトイレを置くことになりました。

*

入院初日の夜、Aさんのナースコールが鳴り、夜勤ナースが訪室すると、Aさんがポータブルトイレとベッドの間に座り込んでいました。「トイレをしようとしたんだけど…これ（点滴）が邪魔で、ちょっと足がもたついて…」と、申し訳なさそうに語りながら、抜針した点滴ルートを見せました。この状況に居合わせたナースは、「危険なので、単独では動かないでくださいね、って言ったじゃないですか」とため息交じりに言いながらAさんの排泄を介助しました。点滴再挿入後にナースは「大事な点滴なので、今みたいに抜いてしまうと危ないのでミトンをさせてくださいね」と言いながらAさんの右手にミトンを装着しました。その後もAさんは寝つくことができず、トイレに降りるたびにセンサーマットが反応しナースが訪室する一夜を過ごすことになりました。

*

翌朝、このような夜間の状況を申し送られた日勤ナースは、日中もAさんが単独で動いて事故などが起こらないように、車いすに乗車してナースステーションで過ごしてもらうことにしました。ミトンの他に、車いす用の腰ベルトが装着されたAさんは、さまざまな人間が頻回に出入りするナースステーションで、不安気に何度も周囲を見回し、時折ミトンを眺めては困惑した表情を浮かべていました。ナースがそばを通る際には、「部屋に戻りたいのですが…」「お尻が痛いので寝かせてください」と訴えましたが、「転んだら大変ですから」と取り合ってもらえませんでした。

その後も、Aさんは夜間単独でトイレに降りようとする行動がたびたび観察されました。排尿が間に合わず失禁することも増え、紙オムツを着用することになりました。Aさんは、「自分で排泄できないなんて情けない」「何度も看護師さんを呼ぶのは申し訳ない」と悲しそうな表情を浮かべていましたが、看護方針が変わることはありませんでした。

*

入院治療により、Aさんの肺炎症状は徐々に改善しました。しかし、Aさんは以前に比べて無表情になり、反応も乏しくなっていきました。排泄のために立つことも難しくなり、全介助が必要になりました。頻回にAさんの面会に訪れていた娘さんは、「入院してから母の認知症が進んでいるのではないか。これでは、退院後に独りで暮らしていくことは難しいかもしれない…」とＡさんの変化と、退院後の生活への不安を感じていました。

### ▶Ａさんに実施されていた身体拘束

Ａさんは、入院時よりセンサーマットで動くことを間接的に監視され、さらにナースの「単独では動かないように」という言葉と、ミトンによる拘束が実施されました。車いすに乗るときにはベルトで拘束され、「部屋に戻りたい」という自分の意思に反して、雑然とした落ち着かないナースステーションで過ごすことを余儀なくされるという拘束も受けていました。Ａさんは、昼夜を問わず、複数の拘束により行動の自由を制限されていました。

### ▶Ａさんへの身体拘束の影響

Ａさんは、軽度の認知機能障害はあったものの、身体活動には何の問題もなく、家族の支援を受けながら独りで生活できていました。しかし、入院した途端に、自由に動くことが阻まれ、排泄行為というプライベートな行為まで干渉され、他者に迷惑をかけている自分に不甲斐なさを感じ、精神的に落ち着かない環境に曝され続けることで、Ａさんの自尊心は脅かされ、認知症の進行につながっていた可能性があります。また、行動の制限は、認知機能だけでなく身体機能や生活機能の低下までも引き起こし、退院後にＡさんが独り暮らしを続けていくことが困難となる状況をもたらしました。

### ▶どうすればよかったか

肺炎症状の改善と事故予防のためのケアは重要ですが、Ａさんの生活機能の低下や認知症の進行を予防していくことも優先すべきケアとなります。身体拘束による弊害を起こさないために、身体拘束以外の安全対策を第一に考えていきましょう。

夜間の持続点滴は本当に必要でしょうか。軽度の認知機能低下のあるＡさんに、ナースコールを押すよう説明することは、妥当な方法でしょうか。慣れない環境に混乱しやすい入院後数日間は、頻回に訪室してＡさんの様子を観察し、事故につながりやすい行動を把握していく必要があります。たとえば、排泄のために動くことが多いとわかれば、Ａさんの排泄パターンに合わせてこちらから声をかけ見守るなど、身体拘束を必要としない環境を整えていくことができるでしょう。そうすれば、Ａさんもナースに過度の遠慮や気兼ねを感じずに済むかもしれません。

また、入院前の生活についてＡさんや家族から情報を得て、環境の変化を最小限にしていく、早期よりリハビリテーションを開始するなど、身体拘束ではなく、Ａさん自身の力で事故を予防できる環境を整え、退院後の生活に円滑に移行できる支援が大切となります。

（住谷ゆかり）

引用・参考文献

1）Bail K, Berry H, Grealish L, et al.: Potentially preventable complications of urinary tract infections, pressure areas, pneumonia, and delirium in hospitalised dementia patients: retrospective cohort study. BMJ Open3(6): e002770, 2013.

2）Evans D, Wood J, Lambert L: Patient injury and physical restraint devices: a systematic review. Journal of Advanced Nursing. 41(3): 274-282, 2003.

3）Rakhmatullina M, Taub A, Jacob,T: Morbidity and mortality associated with the utilization of restraints : a review of literature. Psychiatric Quarterly84(4): 499-512, 2013.

# 裁判例から見る身体拘束に関連する法的責任

ここでは、身体拘束に関連して患者側から責任を問われた裁判例について見ていきたいと思います。身体拘束に関して法的責任を問われる場合は、「①身体拘束を行ったこと自体」に対して法的責任を問われる場合と、「②患者が転倒・転落などにより受傷または死亡した際に、予防措置として身体拘束を行わなかったこと」に対して法的責任を問われる場合とに分かれます。

身体拘束を行ったこと自体に対して、患者側から訴訟が提起されることは多くありませんが、せん妄状態にあった高齢の患者を患者自身の同意なくミトンを用いてベッドに拘束したことに対して、患者自身が損害賠償を求めた事案（最高裁平成22年1月26日判決）があります。この事案では、診療契約上の義務違反、不法行為上の違法性はなく損害賠償責任は問われませんでしたが、その判断の根拠となった事情は、①せん妄状態で興奮状態にあった患者には転倒・転落の危険があったこと、②看護師らは4時間にわたって患者の求めに応じて汚れていないオムツを交換するなど興奮状態を落ち着けることに努めたが興奮は治まらず、人員配置の関係から危険を防止する適切な代替手段がなかったこと、③拘束時間は2時間ほどであり、必要最低限度のものであったことなどでした。つまり、身体拘束ゼロ作戦推進会議のマニュアル分科会の「身体拘束ゼロへの手引き」における3要件が法的責任なしとする一応の判断要素となっています。このことから現場における3要件の順守が重要であることがわかります。

次に、患者が転倒・転落などにより受傷または死亡した際に、患者側から転落防止のために身体拘束をすべきであったのにこれを怠った過失があると主張された事例について見てみましょう。

パーキンソン病のため四肢障害を有し、軽度の認知症を示し、心筋梗塞が強く疑われる高齢の患者が入院先の病院のベッドから転落し、頭部を強打して、外傷性くも膜下出血で死亡した事案（東京地裁平成8年4月15日判決）では、原告（患者家族）側から抑制帯の使用を含めたベッドからの転落防止義務違反が主張されましたが、身体拘束は精神的苦痛が大きく抑制帯を使用する必要がないと考えた医師の判断は、合理的な裁量の範囲内にあり、抑制帯を使用する法的義務があったということはできないとされました（ただし、巡回を頻繁に行うべきであったのにそれを怠った過失〔実際には1～2時間に1度の巡回を行っていたがそれでは不十分〕を認めました）。同様に、脳梗塞により入院中の高齢の患者がベッドから転落し、のちに死亡した事案（津地方裁判所平成18年10月26日判決）でも、患者を拘束すべき義務は否定され、巡回を頻繁に行うべきであったのにそれを怠った過失（2時間に1回の巡回では不十分）を根拠に賠償が認められました。有害な身体拘束は行うべきではないという医療者の価値観は司法とも共有できること、安全を守る看護の役割（頻繁な巡回）が期待されていることが伺えます。

また、脳出血により入院中の高齢の患者がベッドから転落して脳挫傷、くも膜下出血、後頭部骨折の傷害を受けた事案（大阪地裁平成19年11月14日判決）においては、原告側が適切な抑制帯を用い、下肢に対する抑制も行うなどして、患者自ら動き回ることがないように十分な抑制をすべきであったのに、容易にほどけるほどの不十分な抑制しかしなかった病院側に注意義務違反があると主張したのに対して、そのような抑制は患者に対する大きなストレスとなるものであって、患者に生じるストレスを懸念して、ある程度上肢の自由が利くような結び方をしたことは、患者の当時の状態からすると相当であったと判断されました。

上記の諸裁判例から、患者の拘束、抑制は極力行うべきではないとの前提の下、病院側が患者に与える影響を考慮して患者の拘束、抑制を行わなかったとしても、法的責任を問わないとする司法の態度が伺えます。

（松原 孝明）

# Q51 認知症の人の病棟での看護・治療・ケアをどのように退院後の生活につなげていけばよいですか？

**Answer**

一般病棟では身体疾患の治療が優先される環境にありますから、まずは、入院してきた認知症の人が適切かつ安全に治療を受けられるように看護目標を立案しましょう。また、できる限り早期から、認知症の人や家族から情報を収集し、本人の認知機能や生活の様子を把握しましょう。そこから、本人のニーズに合ったケアや看護を考え、病棟でも入院前の生活を可能な限り継続できるように環境調整を行い、入院前後で生じる変化をできる限り少なくしていきましょう。

一般病棟に勤務するナースには、認知症の人が、入院による混乱や認知症の行動・心理症状を起こすことなく適切な治療を受けてスムーズに退院することができるように支援することと、病棟で行っていた適切な治療や看護、ケアを退院後の生活に継続してつなげていくことが求められます。では、Aさんの事例を通じて具体的にどのような看護展開をすべきか一緒に考えていきましょう。

Aさんは80歳代の女性で、長男夫婦と3人で暮らしています。アルツハイマー型認知症と診断され、物忘れや同じことを繰り返し尋ねることはありますが、長男夫婦が日中仕事でいない間は、介護保険サービスを利用せずに自室で過ごしていました。Aさんは入院する数週間前から元気がなく、近医を受診したところ、両下肢の浮腫が見つかり、うっ血心不全のため、入院となりました。入院後、Aさんには、夜間にごそごそしたり、病室から廊下へ出てきてしまったりするような行動が見られました。

## 本人の認知機能や生活の状況について情報を収集しよう

### ❶本人の認知機能の把握

認知症の人が一般病棟に入院した場合、身体疾患の治療が優先される環境になじめず、認知機能の低下が進むことがあるので、ナースには治療と並行して、認知機能や生活状況を把握し、療養環境の調整やADLの維持、回復のための介入が求められます。Aさんの言動を観察したところ、見当識障害や5分前に伝えたことを覚えておくことができないといった近時記憶低下が見られており、入院環境にうまく適応できていないことがわかりました。入院前まで、抗利尿薬を含む内服薬は本人が管理しており、家族もAさんが内服できているものと思っていましたが、今回の入院で、持参した薬剤数が合わなかったことから、適切な内服管理を行えていないことがわかりました。

### ❷家族からの情報収集

家族にAさんの入院前の生活について聞いてみると、以前は散歩に出かける習慣があったものの、半年前から外出しなくなったとのことでした。また、Aさんには夜間に数回起きてトイレに行く習慣があることがわかりました。そのことから、入院後、夜間にごそごそして廊下に出てきていたのは、トイレの場所がわからず探していたことが考えられました。また、入浴は単独で行っているとのことでしたが、洗身できているかなど、詳細については家族は把握していませんでした。話をしていく中で、長男夫婦は共働きであり、日中はAさんが独りで過ごすことが多い状況であることがわかりました。

### ❸本人の認知機能に合わせたケアの実施

認知症の症状である見当識障害や近時記憶の低下を補うために、リアリティオリエンテーション（RO）は効果的であるといわれています[1)]。病棟ナースはAさんに、「心不全の状態にあり、病院に入院して、現在治療中である」ということを、本人にわかるような言葉を用いて伝え、時計やカレンダーを設置してROを行いました。

Aさんが利用する室内トイレのドアには「トイレ」と書いたものを掲示し、視覚的に認識できるようにすると、Aさんはトイレの場所を認識できるようになました。また、トイレに行けるようになることで落ち着きを取り戻しました。

## 退院後の生活を見すえた支援

### ❶家族への指導

家族が認知症について正しく理解することは介護負担の軽減にもつながります[2)]。Aさんの場合も、Aさんの認知機能や認知症を踏まえた関わり方について長男夫婦へ伝えることで、ケア方法の見直しや、本人への適切な関わり方を考えるきっかけとなりました。

### ❷多職種との連携

認知症の人が退院後に安定した生活を送るためには、病院内外の多職種で連携しながら退院支援を行うことも大切です[3)]。

Aさんは近時記憶の低下があることから、確実な内服管理を単独で行うのは難しいと考え、薬のセッティングと服薬までの見守りを含めた内服管理を家族に依頼しました。ナースは家族に負担をかけ過ぎず、確実に内服確認を行うことを目標とし、主治医、薬剤師と連携し内服時間と薬剤数の見直しを検討しました。1日2回あった用法を朝1回にまとめることで、家族が仕事へ行く前にAさんが確実に服薬できるようにしました。

また、退院後に介護保険サービスを利用できるようにナースは医療ソーシャルワーカー（MSW）と連携し、家族と相談して入院中に介護保険新規申請を行うこととしました。ナースやMSWがケアマネジャーと調整し、外出の機会が減っていたAさんの生活リズムの再構築と日中の見守りや体調管理、入浴の機会を提供するために、デイサービスの利用を考えて調整を進め、退院を目指しました。

（伊藤 大輔）


**引用・参考文献**

1）若松直樹：認知症高齢者に対するリアリティ・オリエンテーション．老年精神医学雑誌28(12)：1361-1367，2017．
2）野嶋佐由美，渡辺裕子編：家族看護13 認知症患者の家族へのケア．日本看護協会出版会．p.27-31，2009．
3）山川みやえ，繁信和恵編：認知症－本人と家族の生活基盤を固める多職種連携．日本看護協会出版会，2017．

## Q52 認知症の人の退院後に必要となる医療管理やケアが確定した段階で留意することは何ですか？

**Answer** 入院中に新たな医療管理やケアが始まる場合、退院後の本人や家族の負担を軽減するために、医療処置やケアの回数はできるだけ少なく、簡素化をはかり、地域のケアメンバーと連携することが重要です。退院後に予測される病状の悪化をはじめとするリスクを回避する方策と、緊急時の対応について十分な打ち合わせを行いましょう。これらは、本人と家族の安心や安定した療養生活につながります。

### 生活スタイルに合わせて医療管理やケアの簡素化をはかる

認知症の人が入院すると、長年自分で服薬管理や医療処置を行っていた場合でも、「記憶障害があるから、忘れられて事故につながっては困る」などの理由から、安易に「すべての管理をナースが行う」となりがちです。しかし、「その人の暮らしを継続する」という視点で支援を考えると、入院中の内服や処置等の管理は、退院後に本人にとって必要な治療が普段の暮らしの中で継続できるような形とする必要があります。

そのためには、①本人がどのような生活を送りながら、どのような療養生活のスタイルを持っていたのか、②それは適切であったのか、③そのスタイルは入院中も退院後も継続可能なのか、④この度の入院によってどのような医療やケアが新たに加わりそうなのか、⑤その医療やケアを退院後に行う場合、どのようなアレンジが必要か、また可能かなどを把握し、検討してみましょう。

### 緊急入院・手術後の混乱が懸念されたＡさん

90歳代のアルツハイマー型認知症のAさんは、緊急手術で人工肛門が造設されることになりました。ナースは手術が決まった時点から、Aさんや家族に、退院後は人工肛門の医療管理・医療処置が継続することを説明しながら、療養先の希望を確認しました。

Aさんには記憶障害が見られ、術後の自分の置かれた状況が理解できず混乱してしまう可能性や、入院という急激な環境の変化への戸惑いが生じる恐れがありました。Aさんは手術部位に触れてしまう、人工肛門の装具の面板を剥がしてしまうなど安静を保持できないことが懸念されたため、担当ナースは対応についてカンファレンスで検討することにしました。

カンファレンスでは、Aさんへの関わり方として、「現在の状況」について紙面に簡潔に記載・表示を行い、繰り返し伝える方法を統一しました。高齢者の皮膚は脆弱であり、本人が無理やり装具を剥がすことでスキントラブルを生じるリスクがあり、掻痒感があるとそのリスクが大きくなるため、装具を装着する前に掻痒感を防止するための保湿剤の塗布を行うように計画しました。また、採便袋は皮膚と同系色にして目立たないようにすることで、Aさんの注意が採便袋に向かいにくいように工夫し、ふとした動作で装具が剥がれてしまわないように、予防的に腹帯で保護するようにしました。このような予防的な対策を講じた結果、Aさんには入院中、自ら面板を剥がしてしまうような動作は見られず、スキントラブルが生じることもありませんでした。

また、Aさんは入院中、行動・心理症状やせん妄の出現はありませんでしたが、入院が長期化することで生活機能が低下し退院困難となり得ることや、家族が多忙で日々の仕事と入院生活の支援の両立が負担であることが考えられました。そのため、早期退院を目指すために、入院当日より介護状況の確認と家族が置かれている状況などを情報収集、アセスメントし、術後1日目にはケアマネジャーに連絡して、退院調整を行いました。同時に家族にもケアに参加してもらい指導を行うことで、家族は早期にストーマケアの手技を獲得しました。また、パウチからの便の排出の方法については、入院中から本人や家族に繰り返し指導を行いました。その上で、退院後の日中は訪問看護師やホームヘルパー等が中心となってストーマケアを行うように調整し、夜間は本人と家族が中心に行うことのできる方法を計画しました。

## 医療管理やケアの手技・方法を引き継ぐ

本人や家族が退院後に必要となる医療管理やケアの手技を完全に習得するまで入院を継続するという考え方ではなく、**想定されるリスクを予防しながら、自宅でも実現可能な方法の検討と実施を重ね、ケアマネジャーや訪問看護師、ホームヘルパー等と連携して必要な情報を共有し、ケアの継続を依頼することも大切です。**

入院中に新たな医療管理やケアが始まる場合、家族の介護負担は大きくなります。また、家族は緊張し、できるかどうか心配になります[1)]。ナースは、そのような気持ちを理解しながら、退院後も継続される医療管理やケアの手技の指導に入院初期から取り組む必要があります。**医療管理やケアに対しては、その管理を誰が、どこで行うのかをマネジメントする必要があります。本人・家族でどこまでが可能か、どのようなサポートがあれば無理なく安心して過ごせるかなどを考えることが必要です。**

入院期間が短くなっている現在、必要な医療を効果的に提供し、同時に生活の場に返すことを医療者側が早期から意識して、その上で適切な医療を行うことがとても重要です[2)]。連携の際は、本人・家族にどのような内容をどこまで指導してきたのか、その経過はどうだったのか、今後、何を継続していく必要があるかを明確にして、ケアの引き継ぎを行いましょう。

（浅見千代美）

引用・参考文献

1）宇都宮宏子，長江弘子，山田雅子，他編：退院支援・退院調整ステップアップQ＆A．日本看護協会出版会．p.46，2012．
2）宇都宮宏子，三輪恭子編：これからの退院支援・退院調整．日本看護協会出版会．p.15，2013．

# Q53 認知症の人や家族に必要な医療管理やケアの指導が確定した段階で留意することは何ですか？

**Answer**

認知症の人の退院支援・退院調整を行う際には、本人と家族のセルフケア能力や介護力の見極めが重要になります。本人に必要とされる医療管理やケア方法の適切な指導内容を準備し、「誰に何を任せることができそうか」を見極めて、その代替方法も検討しながら関わります。ナースには、退院後に起こり得ることや、家族と認知症の人との関係性の変化なども想定しながら、中立の立場で、家族とともにケアのあり方を考える姿勢が求められます。

## 本人のセルフケア能力と家族の介護力をもう一度確認しよう

認知症の人の退院後に必要とされる医療管理やケアの方法が確定したら、それは誰がどのように行うのかを詳細に確認しながら退院指導のスケジュールを立てて関わります。

認知症の人の場合は、通常の退院指導に必要とされるアセスメントの内容（健康状態、ADL、IADL、居住環境等）とともに、記憶障害や見当識障害などの認知症に特有の症状や、それ以外の認知機能障害（注意障害、実行機能障害、失認、半側空間無視、手の巧緻性の低下など）が見られていないか、それらの症状が本人に必要とされる医療管理やケアにどのような影響を及ぼしそうかということなどを確認しておく必要があります。

認知症の人の場合、その家族も高齢で、さまざまな配慮が必要となることが少なくありません。特に、介護者自身にも認知機能の低下や、ADLやIADLに障害が見られたりしている場合では、複雑な手技を含む指導内容を適切に行うことが難しいものです。「今までしてこなかったこと」や、「できていなかったこと」は急にできるようにはならず、環境の変化や方法の変更によって、「してきたこと」や「できていたこと」でさえ、できなくなることがあります。退院指導の経過中に、「やっぱり、私には、こんなことできません！」という家族もいます。

家族がいるなら、その人に任せるという考え方に偏ることなく、介護力を見極めながら、誰に何を任せることができそうか、任せることができなくなったときはどうするかということも考えながら関わります。

## 退院後の生活を想定しながら支援方法を検討しよう

病院での入院生活は、それまで送っていた日常生活とは大きく異なることが多いものです。食事、排泄、清潔、更衣、服薬など、認知症の人に必要とされる1つひとつの行為に家族や介護ヘルパーなどの多くのスタッフが入れ代わり立ち代わりやってきて関わり、

「安定した療養生活を送ること」を目指します。

さて、退院後に自宅で同様の療養環境を求めることは果たして可能なことでしょうか？食事という行為1つをとっても、献立を考え、買い物をして、調理をして、食事のセッティングをして、食事介助をして、後片づけをするという多くの作業が生じます。1人の介護者がたくさんの多重課題をこなさなければならないこともあります。

退院後に介護状況が破たんすることのないように、また、在宅療養を早々に諦めてしまわないように、退院後の認知症の人と家族の生活をイメージしながら、状況に応じた介護サービスの利用を提案することも大切です。

また、介護者の認知症の人への思いやケアのあり方は一様ではありません。退院後に、介護者が認知症の人に対して「何でもやってあげたい」という思いで過保護になったり、「本人にやらせるべきだ」という考えで放任したりすることのないように、認知症疾患や症状の特徴と本人の様子、今後予測されることなどを伝えながら、適切なケアのあり方や介護サービスの導入についてもともに考えるようにします。

## 自宅での暮らしをイメージしながら退院先を検討した事例

では、実際に事例を踏まえて考えてみましょう。Aさんと夫は共に80歳代半ばの夫婦で生活を送っていました。ある夏の日に、Aさんが自宅で倒れているところをたまたま近所の人が発見、救急搬送され、脱水と尿路感染、肺炎と診断されました。1週間後、Aさんの状態は軽快しましたが、記憶障害や見当識障害によって、「お父さんのご飯の支度をしなければならないから、帰る」と言って病棟を離れようとして、制止しようとするナースに対して易怒的になる様子が見られました。

Aさんの夫にも、もの忘れが見られていることから、病棟担当の医療ソーシャルワーカー（MSW）は、Aさんは自宅に退院することが難しく、特別養護老人ホームへの入居か介護医療院への転院が望ましいのではないかと病棟カンファレンスの場で述べました。

病棟ナースはAさんの退院に向けて、認知機能や介護力について詳細なアセスメントを行いました。Aさんには、認知機能の低下は見られるものの、社交性は保たれており、**水分摂取と食事の管理が必要であるが医療処置は必要としない**ことから、介護保険の申請を行い、サービスを利用しながら自宅で生活を送ることが可能なのではないかと考えました。そして、MSWと連携し、**小規模多機能型施設への通所**と**ホームヘルパー**、**宅配食のサービスの利用**を検討しました。小規模多機能型施設のケアマネジャーには、入院中からAさんとも夫とも顔なじみになってもらうために、病棟に来院してもらい、必要なケアについて引き継ぎを行いました。

（得居みのり）

引用・参考文献

1）篠田道子編：ナースのための退院支援・調整 第2版．日本看護協会出版会，2017．
2）鈴木みずえ：看護実践能力習熟段階に沿った急性期病院でのステップアップ認知症看護．日本看護協会出版会，2017．

# 認知症の人に適した医療・福祉制度やサービスの利用を検討・導入する際に留意することは何ですか？

Answer

制度やサービスの利用は認知症の人や家族が持つ課題を解決する手段の1つであると考えることが大切です。課題とは認知症そのものではなく、認知症の発症に伴って生じている本人や家族の困り事を指します。困り事への必要なサポートを探しましょう。また、残存機能を的確に評価し、本人の持てる力が発揮できる環境をつくり、家族を支えるためにはどのようなサポートが必要か考えることも大切です。

## 退院後の暮らしの課題は明確ですか？

認知症の人が利用できる医療・福祉制度やサービスは多様にあります。しかし、多くの情報を画一的に示しても、本人や家族が自己の課題を明確に実感していない段階ではかえって混乱の元となってしまいます。そのため、課題を明確にする手助けを行いながら、その人に必要とされるものを選択して示すことが求められます。

まず、認知症の程度を客観的に把握した上で、本人や家族と一緒に、退院後に求める暮らしをイメージします。そして、その暮らしの実現を阻む課題に対して、どのようなサポートがあればその課題がクリアできるかを考えていきましょう。

サービスは公的なもの以外にも、地域の任意団体が実施しているものも多くあります。広い視野で柔軟に考えましょう（参照→Q12, 71-73）。また、必要なサービスを受けるために経済的な負担が課題となれば、それを助成する制度の活用を検討しましょう（参照→Q13）。

## 過度な保護は残された力を奪うことにもつながる

退院後の生活を考えるとき、認知症があるため、退院後に単独で外出するのは危険なのでサポート体制を考えたほうがよいという話になった経験はありませんか？

筆者も実際、訪問看護師として、退院後に単独で外出するのは危険だと判断された認知症の人のサポート体制を検討することがあります。しかし訪問介護を導入しても、ホームヘルパーを待たずに買い物に出かけてしまうケースは少なくありません。

認知症の人の場合、入院によって混乱することも多く、転倒・転落リスクが高くなりがちです。そのため、ADLが自立していても、入院中は転倒・転落を回避するためセンサーマットなどで24時間行動を把握したり、歩行を付き添うケースは多くなります。そのような中、認知症の人が退院後に単独で安全に買い物に出かける姿は想像がつかないことでしょうし、医療者が安全面を優先する感覚は大切です。一方、認知症があっても自立した生活の継続を望む人は多いこと、過保護な姿勢がその人の可能性を奪うことにつながることを意識することもまた大切です。「退院後に単独で出かけて事故に巻き込まれたら危険だから阻止しなければ！」と考えるのではなく、「安全に自由に出かけるためにはどのようなサポートがあればよいのだろうか？」という視点でサービスを検討しましょう。現在、地域ではフォーマル／インフォーマルを問わず認知症の人に対する見守りサポートの構築が盛んですので、その人の暮らす地域特有の情報を得ておくことは重要です。

## サービスは本人主体で考えよう

認知症の初期段階では、自分の中の変化を自覚して不安や恐怖を抱きながらも、それを認めたくないという心理が働き、サポートを拒否することがあります。また、症状が進行している場合、必要性の自覚が困難で、サービスを受けることを過剰に拒否されることも多いものです。認知症の人に拒否されると医療者はどうしたらよいか迷いますが、その拒否には必ず理由があると考えましょう。

認知症の人に限らず、自分のプライベートの時間や場所を他人に侵されたくないと考える人は少なくありません。そのような思いをくみ取ることなく、土足で踏み込み、他人があれこれ提案するのは好ましい行為とはいえません。また、「認知症があるから判断できないのだろう」と決めつけるのは誤りです。認知症があっても嫌なものを嫌だと意思決定する力はありますから、それを尊重する姿勢が必要です。

また、家族もさまざまな思いを抱えています。誰かの力を借りたいと願う家族ばかりではなく、サポートを受けることに拒否的な家族もいます。サポートを受けることで楽になると私たちが考えていても、誰かの力を借りて暮らすこと自体がストレスと感じる家族もいることを認識して関わりましょう。

認知症は本人も家族も受容するまでに段階がありますので、焦りは禁物。新規サービスの導入や生活環境の調整は入院中に無理に完結させる必要はありません。カンファレンス等を通して状況を共有し、行政機関や地域の専門職に引き継いでいきましょう。

## 制度の利用については専門家との連携を

医療や介護のサービスを受けるにあたっては、認知症に伴う医療費の負担を軽減するために、公費負担医療制度が使える場合があります（参照→Q13）。これは誰もが使えるわけではなく、認知症の種類によって異なったり、納税額の多い人は助成が受けられない場合があります。また、要介護状態でなくても、介護サービスが必要ならば要支援の認定が出た場合に限り予防目的で介護保険を使うことができます。ただし、これらの医療・介護制度は随時変更され複雑なため、ナースが個別のケースに正しく対応するのは困難です。誤った情報提供はかえって混乱を招きますので、院内の医療ソーシャルワーカーにつなげたり、市役所など行政機関の窓口を紹介しましょう。

（勝眞久美子）

# Q55 認知症の人が入院中に要介護認定調査を受ける際に留意することは何ですか？

**Answer**

認定調査では、介護の対象となる本人に対する聞き取りと家族への聞き取りがあります。その際、本人の実情をよく知る家族や病棟ナースが同席して、本人の認知症の状況を正確に伝えなければ、的確な判断がなされないことがあるので注意が必要です。また、日ごろより認知症による症状とそれに伴う日常生活上の困難・支障、それに伴う看護実践を看護記録に記し、主治医と情報共有しておくことが重要となります。

## 認定調査の内容を確認し、情報を整理しておこう

調査員による認定調査は、概況調査、基本調査、特記事項の3つから構成されます[1)]。介護を必要とする本人への聞き取りが主ですが、日常生活動作の確認では実際に動いてもらうこともあります。家族への聞き取りも行われるため、普段の状況をよく知る人に同席してもらいましょう。入院中ではナースへの聴取も行われますので、調査日時が決定したら連絡してもらうよう、家族に説明しておきましょう。

概況調査は、現在受けているサービスの状況や家族の状況、住宅環境などについて確認されます。基本調査項目は、全部で74項目あります（表）。所要時間は通常30分〜1時間程度です。調査票はインターネット上で入手することが可能です。あらかじめ調査票を確認し、調査項目内容に沿って情報を整理しておくと当日スムーズに対応できるでしょう。

表｜基本調査項目

| 第1群 | 第2群 | 第3群 | 第4群 | 第5群 | その他 |
|---|---|---|---|---|---|
| 身体機能・起居動作 | 生活機能 | 認知機能 | 精神・行動障害 | 社会生活への適応 | 過去14日間に受けた特別な医療について |
| 1. 麻痺（5項目）<br>2. 拘縮（4項目）<br>3. 寝返り<br>4. 起き上がり<br>5. 座位保持<br>6. 両足での立位<br>7. 歩行<br>8. 立ち上がり<br>9. 片足での立位<br>10. 洗身<br>11. つめ切り<br>12. 視力<br>13. 聴力 | 1. 移乗<br>2. 移動<br>3. 嚥下<br>4. 食事摂取<br>5. 排尿<br>6. 排便<br>7. 口腔清潔<br>8. 洗顔<br>9. 整髪<br>10. 上衣の着衣<br>11. ズボン等の着脱<br>12. 外出頻度 | 1. 意思の伝達<br>2. 毎日の日課を理解<br>3. 生年月日をいう<br>4. 短期記憶<br>5. 自分の名前をいう<br>6. 今の季節を理解<br>7. 場所の理解<br>8. 徘徊<br>9. 外出すると戻れない | 1. 被害的<br>2. 作話<br>3. 感情が不安定<br>4. 昼夜逆転<br>5. 同じ話をする<br>6. 大声を出す<br>7. 介護に抵抗<br>8. 落ち着きなし<br>9. 一人で出たがる<br>10. 収集癖<br>11. 物や衣服を壊す<br>12. ひどい物忘れ<br>13. 独り言・独り笑い<br>14. 自分勝手に行動する<br>15. 話がまとまらない | 1. 薬の内服<br>2. 金銭の管理<br>3. 日常の意思決定<br>4. 集団への不適応<br>5. 買い物<br>6. 簡単な調理 | 1. 点滴の管理<br>2. 中心静脈栄養<br>3. 透析<br>4. ストーマの処置<br>5. 酸素療法<br>6. レスピレーター<br>7. 気管切開の処置<br>8. 疼痛の看護<br>9. 経管栄養<br>10. モニター測定<br>11. 褥瘡の処置<br>12. カテーテル |

［文献1）を基に筆者作成］

## 認定調査には必ず同席しよう

認知症の人の認定調査に同席していると、普段は「できない」と訴えるのに、調査時には「できます」と答えることや、普段の生活では行わない動作を無理をしてでもやろうとして結果的にできてしまう、などということがあります。

基本的には、目に見える、確認し得るという事実によって調査が行われます。短い調査時間の中で普段の状態が正確に伝わらなければ、実態と合わない判定が出てしまうことがあります。ですから、普段の本人の実情をよく知る家族や病棟ナースなどが同席することが重要なのです。特に、認知症による症状とそれに伴い日常生活上にどのような困難・支障があるのかについては、ナースや介護する家族らが具体的に説明する必要があります。その際は、症状（行動）、頻度、時間や状況、場所、介護の手間なども加えて説明しましょう。環境調整など、行動・心理症状への予防を行っている場合は、どのような予防策を講じているかも併せて説明します[2)]。普段の生活の中で困っていること、気になることがあれば積極的に伝えましょう。また、私たちナースや家族が本人の前で調査員に普段の様子についてありのままの事実を話すことで、本人のプライドを傷つけてしまうことがあります。内容によっては、本人がいない場所で伝えるなどの配慮が必要です。

## 主治医とのコミュニケーションは欠かさずに！

主治医意見書は、傷病、過去14日間以内に受けた医療、心身の状態、生活機能とサービスに関する意見、要介護認定および介護サービス計画作成時に必要な特記事項の記載から構成され、全国一律の様式となっています。意見書は主に、介護の手間の程度の確認、状態の維持・改善の可能性の評価、認定調査による調査結果の確認・修正、介護サービス計画作成において利用されます。要介護認定においてとても重要な書類となります。

もし、認定調査時に途中で退出するなど、十分に情報を伝えることができない場合には主治医にその旨を伝え、意見書に記載してもらいましょう。また、2009年より調査員による調査項目から幻視・幻聴、暴言・暴行、火の不始末、不潔行為、異食行動が除外されました[3)]。このような行動が観察される場合も主治医に情報を伝えましょう。

認知症による症状とそれに伴う日常生活上の困難・支障、さらにはそれに対する看護実践を日ごろから記録していくことも重要です。意見書の記載時に参考となるような看護記録が、認知症の人の正確な介護認定判定につながることを理解しておきましょう。

（吉田みのり）

引用・参考文献

1）厚生労働省：要介護認定認定調査員テキスト2009改訂版（平成30年4月改訂），2018.［https://www.mhlw.go.jp/file/06-Seisakujouhou-12300000-Roukenkyoku/0000077237.pdf］
2）公益社団法人東京都介護福祉士会編：新・要介護認定調査ハンドブック 第5版．看護の科学社．p.26-37，2018.
3）公益社団法人東京都医師会：これだけは知っておきたい主治医意見書のポイント（かかりつけ医機能ハンドブック2009）．［http://www.tokyo.med.or.jp/docs/handbook/392-406.pdf］

# 認知症の人の退院に向けて地域の医療・介護・福祉スタッフとどのように連携すればよいですか？

**Answer**

病棟ナースは、認知症の人を支える地域包括ケアの一端を担っています。地域の医療・介護・福祉を担う在宅スタッフと積極的に連携しましょう。地域包括ケアの中核を担うケアマネジャーや、転院先になる他の病院や病棟のナースとも顔の見える関係性を築いておくことが望ましいです。地域で行われている「家族の会」や「認知症カフェ」などに参加して、インフォーマルな場からつながることも有効な手段です。

認知症の人の退院先となる住まい（参照→Q10）や医療機関は近年多様化しさまざまな分類法があります。ここでは、退院先となる住まいを「自宅」、「高齢者向け住まい・施設等[1]」、「医療機関（転院）」の3種類に分けて解説します（表）。

## 「自宅」に退院する場合

自宅でのケアを支える在宅スタッフにとって、認知症の人の情報——特に入院中、心身の状態に変化があった場合などは、病棟ナースから発信された情報——がとても重要になります。病棟ナースは、認知機能の低下が医療管理や日常生活に与える影響、予後予測、本人・家族の思いや意向の変化、必要としているサポート等について入院前後で情報を整理し、在宅スタッフと共有しましょう。

介護保険を利用する場合はケアマネジャーと連携を取ることが多くなりますが、ケアマネジャーは利用者とサービスをつなぐ橋渡し的な役割を持ち、地域包括ケアの中核を担っています[2]。そのため、入院前から認知症の人を担当するケアマネジャーがいる場合は、入院後早期に連絡をとり、連携して支援を行うことが大切です。今回の入院から新たに介護保険サービスの利用が必要になった場合は、なるべく早く家族等に介護保険の申請手続きをしてもらうとともに、その人の居住地区で退院後に担当してもらえるケアマネジャーと連携を開始しましょう。認知症の人が、退院後に心身の状態変化が予測される場合や、医療管理が必要であると判断された場合は、退院前合同カンファレンスを開催するなど、ケアマネジャーと連携するとともに、病院と地域の医療・看護職が直接つながって、病院

表｜認知症の人の退院・転院先の分類

| | | |
|---|---|---|
| 退院 | 自宅 | 認知症の人や家族の生活の本拠となる（もしくは長年その役割を担っていた）家など |
| | 高齢者向け住まい・施設等 | 有料老人ホーム、サービス付き高齢者向け住宅、介護老人福祉施設、介護老人保健施設、認知症高齢者グループホーム、ホームホスピスなど |
| 転院 | 医療機関 | 地域包括ケア病棟、回復期リハビリテーション病棟などがある病院 |

側から積極的に退院後の留意点等について伝えることなども必要です。ケアマネジャーは、認知症の人が安心して在宅療養を継続するための社会資源、ネットワークを熟知している存在なので、気軽に連絡を取れる関係性を築いておくことが望ましいでしょう。

## 「高齢者向け住まいや施設」に退院する場合

認知症の人が、退院後に高齢者向け住まいや施設等に入居・転居する、あるいは戻るケースも多くあります。その際、病棟ナースは、入院前後で本人の心身の状態が大きく変化した場合は、特に留意が必要です。認知症の人は、非日常である入院生活を送ることによって、急激に心身の機能が低下することがあります。介護保険施設やグループホーム、サービス付き高齢者向け住宅に居住していた認知症の人が、入院をきっかけに継続的な医療管理や処置が必要になる場合などでは、退院後に戻ることを断られることがあります。病棟ナースは入院後早期から居住先の担当者と連絡を取り、必要となる医療管理や処置、予後予測をもとに、退院後どのような状況であれば認知症の人の受け入れが可能であるのか等、事前に受け入れ側のスタッフとすり合わせを行うことが必要になります。

## 「医療機関」に転院する場合

まずは転院する病院や病棟について、どのような機能を持っているのかを理解しておくことが大切です。たとえば、回復期リハビリテーション病棟や地域包括ケア病棟は、ともに急性期医療と在宅をつなぐ亜急性期医療の役割が期待されていますが、前者は対象となる疾患に制限があり、リハビリテーションを中心に行うのに対し、後者は疾病を限定せず、幅広く在宅復帰支援を実施できることが特徴になっています[3)]。配置される職種も違うので、連携を取る職種が病棟によって変わってきます。

地域包括ケア病棟の役割の1つに、急性期病床からの受け入れがあり、そこでは心身の状態を向上させるとともに、介護力の調整を行います[4)]。病棟ナースは急性期医療から引継ぐ「医療的支援」と、介護方法の調整など「在宅復帰支援」に分けて病院（病棟）間で情報を整理し、共有します。その際には一方的に文書のみで伝えるのではなく、担当ナースと実際に顔を合わせて話をすることや、電話で情報を交換することで、文字で伝わりにくいニュアンスも明確になります。

## 地域に出て顔の見える関係づくりを

認知症の人やその家族に対する社会資源として、フォーマル／インフォーマルを問わず多様なサービスが提供されています。「家族の会」や「認知症カフェ」などは地域に開かれており、認知症の人や家族、専門家、ボランティア等が自由に参加し意見を述べることができます[3)]。このような場に参加して、地域で活動するケアマネジャーや、在宅スタッフなどの専門家と交流を持ち、インフォーマルな場から気軽に連絡を取ることができる関係性を築くことはとても有効な手段です。

（久保田正和）

引用・参考文献 ※p.133参照

# 認知症の人に対して病棟ナースがどのように訪問看護の必要性を判断し導入を進めていけばよいですか？

Answer

認知症の人が退院するとき、認知機能の低下から医療面や生活介護上の課題があり、本人や家族だけでは対応が難しいことが予測される場合は、身体症状の兆候や疾患の悪化を見逃さないためにも訪問看護の必要性が高まります。病棟ナースは、認知症の人の入院前の生活状況と支援体制を把握した上で、訪問看護の必要性を判断し、入院早期より訪問看護師とフランクに情報交換できる関係を築きましょう。

## 認知症の人に対し、訪問看護の必要性を判断する

病棟ナースは、ケアマネジャーや訪問看護師を中心とする在宅チームと、入院前の生活状況の情報を共有した上で、入院中に認知機能の低下が見られないか、それに伴い退院後、訪問看護の継続や新たに訪問看護を導入する必要があるかについて情報を収集しアセスメントします。医療面と生活介護上の課題に分けたスクリーニングシートを活用すると、集めるべき必要な情報が見えてくるでしょう[1)]。

### ❶医療面の課題

医療面の課題では、認知機能の低下によりインスリン自己注射などの医療処置や、在宅酸素管理、服薬管理等の継続が困難な状況が予測される場合、本人や家族の対応力を鑑みた上で、訪問看護の必要性を判断します。特に、服薬管理については「服薬の必要性を認知しているのか」、「服薬カレンダーにセットしておけば飲めるのか」、「家族が管理できるのか」など、より具体的に退院後の生活を想定し、入院中に確認しておく必要があります。独居や、家族がいても昼間独居や夫婦ともに認知症で適切に服薬管理ができないなど、本人や家族のみでは対応が難しく、定期的に身体症状や副作用の確認が必要であると予測されるのであれば、訪問看護の必要性が高いと判断しましょう。

### ❷生活介護上の課題

認知機能の低下による生活行為の困難は生活障害といわれ、食事、排泄などの障害が含まれます[2)]。食事に関する生活障害では、適切な量や種類を摂取し、栄養状態を良好に保つことができているかを訪問看護師が定期的にアセスメントする必要があります。病棟ナースは、咀嚼や嚥下機能を含め食事摂取に関する項目を評価し、実際に病棟で家族に食事介助を実施してもらうなどして、帰宅後も訪問看護師による継続的な支援が必要であるかを判断します。家族がどのような食事を作っているのか、誰が介助するのか、場合によっては介護保険を使ったサービスの利用など、具体的に本人や家族と話をしてアドバイスをすることも必要になるでしょう。病棟ナースは認知症の人のそれぞれの生活障害の特徴を

捉え、在宅復帰時に、認知機能低下が在宅での生活に与える影響を予測し、認知症の人それぞれの性格や価値観、生活習慣、自宅の環境なども加味して多面的に「認知症」を見ることが重要です。

## 訪問看護の導入を進める

認知症の人は、身体的にも精神的にも入院前後で大きな変化を見せることがあります。そのような状況の中で、できる限りスムーズに治療の場である病院から療養や生活の場に移行するには、病棟ナースと訪問看護師の細かな連携が重要なポイントです。

入院前から訪問看護を利用している場合は、退院前カンファレンスなどで訪問看護師と顔を合わす機会もあるかと思いますので、そのときにコミュニケーションを取って、フランクに情報交換できる関係を作っておくことが重要です[3)]。訪問看護師は、病院での医療管理を理解しながら、医療面と生活介護面両方の視点を持って認知症の人のそれまでの生活を理解し、今後の生き方についてもともに考え、コーディネートできる存在です。病棟ナースは入院前あるいは入院早期から訪問看護師と連携を取り、病状や入院中の様子、予後、本人や家族の思いの変化などを話し合いながら、在宅復帰後の自立支援に向けて、予測され得ることや準備しておくこと、調整内容などを事前に相談してみてください。

病棟ナースが訪問看護を利用することが望ましいと判断し、初めて訪問看護を導入する場合、病棟ナースは本人や家族に対し、認知機能の低下により予測される課題や、安心して生活を送るために訪問看護師が支援する内容・役割について事前に説明し、訪問看護の導入について同意を得ましょう。その上で、ケアマネジャーにも訪問看護の必要性を説明してケアプランに入れてもらい、退院後にその人を担当する訪問看護ステーションに病院のナースが連絡して、依頼したい具体的な内容について訪問看護師と調整していきます。なお、医療ニーズや認知機能、生活機能が入院前後で大きく変化し、それに伴い医療面、生活介護面での支援体制に大きな変化を生じる場合などは、退院支援看護師や病棟ナース等の看護職が中心に調整したほうが効率的です[4)]。病棟ナースにとって大切なことは、本人・家族の意思や希望をしっかりと聞き、認知症を抱えながら今後どのように生きていくのかを一緒に考え、本人や家族、スタッフが同じ方向を向いて支援内容を共有することです。

（久保田正和）

**Q56 引用・参考文献**

1）厚生労働省：平成28年版　厚生労働白書．p.193-194，2017．
2）宇都宮宏子，三輪恭子編：これからの退院支援・退院調整．日本看護協会出版会．p.70-71，2011．
3）一般社団法人日本認知症ケア学会：認知症ケアにおける社会資源．ワールドプランニング．p.163，2016．
4）荒神裕之，坂井暢子，雑賀智也：看護の現場ですぐに役立つ地域包括ケアのキホン．秀和システム．p.34-35，2018．

**Q57 引用・参考文献**

1）荒神裕之，坂井暢子，雑賀智也：看護の現場ですぐに役立つ地域包括ケアのキホン．秀和システム．p.51-52，2018．
2）今井幸充，金井とき江，松岡義明：認知症の看護ケア．中央法規出版．p.20，2018．
3）篠田道子編：ナースのための退院支援・調整 第2版．日本看護協会出版会．p.120-121，2017．
4）前掲書3）．p.94．

# 退院後に独居となる認知症の人にはどのようなことに留意して退院支援を行えばよいですか？

**Answer** 認知症の人のこれまでの暮らしを知り、病状が生活に与える影響をアセスメントした上で、どのような生活をしていきたいかという意向を確認しましょう。その上で、これまで構築してきた住み慣れた地域での医療・介護ネットワークを最大限に活用し、多職種チームで継続的な支援を行います。また、地域での見守りのため、公的サポートのみならず、自治会や地域のボランティアなどインフォーマルサポートの活用も検討しましょう。

近年、高齢者の独居世帯数は増加しています。65歳以上の独居高齢者の増加は男女ともに顕著であり、2015年には男性約192万人、女性約400万人、高齢者人口に占める割合は男性13.3%、女性21.1%となっています[1)]。これに伴い認知症を有する独居高齢者の数も増加しており、独居生活の質や安全性の低下が懸念されています。実際、認知症の人の退院支援を行う場合に最もハードルが高く感じるのは、家族がいない、もしくは近くにいないケースだと思います。次に挙げる3つの点に留意して支援しましょう。

## 意思決定支援のあり方

まずは、本人のニーズや意向を確認する必要があります。認知症の進行により本人の意向をしっかり把握できない場合は、ケアマネジャーや地域の民生委員等、これまでの暮らしをよく知っている人からどのような生活を望んでいるかを情報収集しましょう。そして、認知機能レベルや認知症症状、病状が生活に与える影響を十分にアセスメントした上で、退院後を含めた今後の治療やケアの目標を検討します。このとき、本人と病院スタッフのみで検討するのではなく、地域の医療・介護専門職チーム、地域で見守ってくれる民生委員や自治会の人たちを巻き込み、共通の目標に向かって、治療・療養場所の移行を支援する必要があります。

## 多職種チームで行う継続的な支援

医療機関によって退院支援部門の体制には違いがありますが、退院支援は部門を超えた多職種との協働プロセスです。最近では、入院前から情報の一元化を図り、入院直後より治療・ケア計画を立て支援することも定着してきました。病院と在宅、病院と施設、施設と在宅などの入退院時・入退所時を切れ目なくつなぎ、認知症の人の生きる目標を共有しながら支援していきましょう。

独居の認知症の人の場合は、入院前から住み慣れた地域で既に医療・介護ネットワークを有している可能性が大いにあります。地域の多職種チームと病院の多職種チームが1つのチームとなり、目標を共有することで継続的な支援につなげます。病棟ナースはその多職種チームの一員となり、入院に伴う身体・精神面の変化や生活様式の変化などアセスメント内容を伝え、退院後の目標を共有する役割があります。共通の目標を共有して退院支援を行うことで、治療・療養場所の移行がより円滑になるでしょう。もし、まだ介護認定を受けていない場合は、最寄りの地域包括支援センターに相談し、退院後に予測される生活様式の変化を共有するとともに、介護申請等の必要な手続きを進め（参照→Q14）、多職種チームを構成していきます。

独居であっても、地域の見守り等の支援を受けながら、定期巡回サービスなどの訪問・通所系サービスや、通所のデイサービスを中心に訪問や宿泊を組み合わせることができる小規模多機能型居宅介護を利用したり、認知症対応型共同生活介護（認知症グループホーム）、有料老人ホーム等における特定施設入居者生活介護などの居住系サービスを利用したりと、さまざまな形で介護サービスを受けながら生活していくこととなります。そういった次の療養の場との切れ目のない連携が必要となります。

## インフォーマルサポートの活用

退院後に本人が望むような生活をするためには、公的サービスだけではまかないきれない場合があります。特に、自宅に退院する場合は認知症の人を地域で支えるという視点を持ち、医療・介護チームからさらにネットワークを広げて支援を求めていく必要があります[2)]。近年では、IoT機器や情報通信技術を用いた認知症高齢者の見守りシステムの実証実験が加速しており、退院支援への活用も見込まれています。図に、独りで暮らす認知症の人を見守る地域包括ケアネットワークの一例を示しました。フォーマルな支援のみならず、地域の特性に応じたさまざまなネットワークを最大限活用することが、円滑な退院支

図｜地域住民主体で認知症の人を見守る地域包括ケア

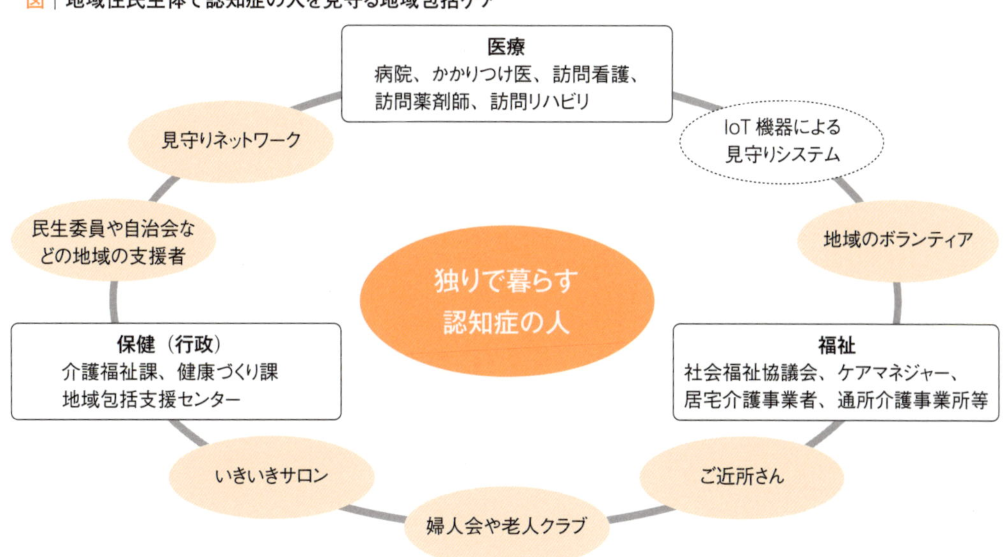

援につながります。以下に、地域でのインフォーマルなサポートの例を挙げます（参照→Q12, 71）。

### ▶ 見守り支援（地域の社会福祉協議会、民生委員[注]、自治会等）

高齢者世帯や独り暮らしの人などへの見守りを行っています。

### ▶ ゴミ出し、電球交換などの生活支援サポート

シルバー人材センターの職員やボランティアが、ゴミの回収や電球交換、買い物同行など生活上の支援を行ってくれます。

### ▶ SOSネットワーク等の登録制の地域ネットワーク

地域で安心・安全に暮らし続けられるように、多様な人々や組織が普段から見守りを行い、万が一、行方不明が発生したときにスムーズに連携協力しながら、本人を早期に発見し守るネットワークです。本人や家族の同意の下、認知症の人の情報を事前登録し支援するシステムが構築されています。

### ▶ 配食サービス

概ね65歳以上の独り暮らしおよび高齢者世帯で食事の用意が困難な家庭に、食事の確保と見守り支援を目的に食事の配達を行っています。

ただし、自治体によって実施されていない場合もありますので、詳細は最寄りの地域包括支援センターに問い合わせるなどして、認知症の人が生活する地域のインフォーマルサポートの状況を把握するとよいでしょう。

（樋上 容子）

注：民生委員は、厚生労働大臣により委嘱され、民生委員法に則り社会福祉の増進に努める人々のことです。フォーマルな立場ではありますが、専門職ではない点からここではインフォーマルサービスに分類しています。

引用・参考文献

1）内閣府：平成30年版高齢社会白書（全体版）．p.9，2018．
［https://www8.cao.go.jp/kourei/whitepaper/w-2018/zenbun/pdf/1s1s_03.pdf］
2）公益社団法人全国国民健康保険診療施設協議会：認知症の高齢者とそのご家族を地域で支えるために，2012．

# 認知症の人の退院後の療養環境の準備はどのように進めていけばよいですか？

Answer

認知症の人の退院後の療養環境の準備としては、本人や家族が、退院後の療養生活を具体的にイメージできるように関わる必要があります。そのためには、なるべく早い段階から、病状の経過や生活動作の回復状況に基づき支援の必要性をアセスメントしていきます。
なお、高齢者で認知症があると30日以内に再入院するリスクが約1.5倍になります。退院後に安心・安全に生活できるようケアマネジャーや訪問看護師等と連携して、退院後の療養環境準備を進めていきます。

日本の急性期病院における最新の研究によると、認知症の人はそうでない人に比べて退院後30日以内に同じ病院に再入院するリスクが1.46倍になることが明らかになっています。認知症の人が、そうでない人に対して30日以内の再入院のリスクが有意に高くなる疾患は、そのリスクの高い順に、大腿骨近位部骨折または大腿骨頸部骨折、腸疾患、徐脈性不整脈、脳梗塞でした[1)]。認知症の人の退院支援では、これらの疾患に特に注意する必要があります。

認知症の人は一般に、入院後の環境変化や治療により、活動量が減り身体機能や認知機能が落ちやすく、退院後、疾病が再発しやすいと考えられています。そのため、一般病棟のナースには、認知症の人の退院後の身体・精神面を考慮した細やかなアセスメントを行い、入院中に身体機能を落とさないような支援などを実施することが求められます。

## 退院後の生活をイメージする

一般的に本人や家族は、入院すれば元気になって退院できると考えています。しかし、認知症のある高齢者は、入院に伴う生活環境の変化や安静臥床等により、身体機能が低下しやすい状況（入院関連機能障害[注]）にあり[2)]、本人や家族のイメージとのギャップが生じやすいです（参照→Q2,7）。加えて、入院中の患者や家族は、病院での入院生活に精一杯で、退院後の生活場面の具体的な想定には至らない場合が多いです。

病棟ナースは病状の経過や生活動作の回復状況から、自宅での生活を具体的にイメージできるような働きかけが求められます。具体的には、疾患や入院関連機能障害の影響を受けている身体機能を、食事や排泄、移動など生活機能ごとに丁寧に説明していきます。さらには、自分でできていること、見守りが必要なこと、介助が必要なことといったように、レベルに分けて説明するのもよいでしょう。

入院時から自宅での生活状況や介護の状況、受けていた社会サービスの内容を情報収集し、退院後に想定される身体面・精神面の問題（表）を踏まえ、困難が予測される点を洗

**表｜退院後に想定される身体面・精神面の問題**

- 処方通りの内服ができないことによる身体症状の悪化
- 閉じこもりによる身体機能・認知機能低下
- 生活リズムの変化による昼夜逆転、不眠
- 身体機能低下に伴う転倒やふらつき
- 食事内容の偏りによる塩分過多
- 飲水コントロール不良による溢水や脱水
- 食事が摂れないことによる栄養不良
- 糖尿病の場合は血糖コントロール不良による低血糖、高血糖
- 口腔ケアや保清などの清潔保持困難による誤嚥性肺炎や尿路感染症発症
- 環境の変化に伴う混乱や認知症の進行、行動・心理症状の悪化

［文献3）を基に筆者作成］

い出し、本人や家族と共有しながら、計画的に進めていきます。退院後に引き続き医療や介護が必要となる場合は、介護保険等の公的サービスを利用して自宅での生活を継続するか、それ以外の療養先に移らざるを得ない場合があります[4)]。

## 安心・安全な生活に向けたケアマネジャーや訪問看護との連携

必要な支援が見えてきたら、実際に自宅での生活の支援計画を立てるため、ケアマネジャーや訪問看護師と連携し目標を共有していきます。院内に退院調整部門が設置されていれば、医療ソーシャルワーカーや退院調整看護師に相談しながら進めましょう。

もし、まだ介護保険を利用していない場合は、本人・家族に必要性を説明し、介護保険の申請を行うとともにケアマネジャーや訪問看護の選定をすることが必要です（参照→Q14, 55）。認知症の人の調整には、医療的視点のみならず環境の変化に対応できる認知症ケアが求められるため、その人の認知症症状や重症度、生活や療養上で予想される問題など具体的な情報を伝えて選定していきます（参照→Q54, 57）。

退院日が決まったら、必ず患者・家族に加えて、病棟医、病棟ナース、かかりつけ医、訪問看護師、訪問薬剤師、訪問リハビリ、ケアマネジャー等、退院後の療養生活に関わる者全員で目標の共有や情報交換を行う退院前カンファレンスを設けます（参照→Q60）。こうすることによってよりスムーズな在宅への移行や患者・家族の安心した自宅退院につながります。

## 物的環境だけでなく生活リズムも想定した準備を

退院前に外泊や自宅訪問を行うことで、退院後の物的環境が整えられやすくなります。このとき、認知症の人が退院後の1日1日をどのように過ごすか、たとえばいつ外出するか、いつどのように食事や排泄を行うかという生活リズムまで想定して考えておく必要があります。介護者が日中不在で独りになる場合には、どのように過ごすか想定しておきましょう。日中の不活動や閉じこもりによる昼夜逆転から、認知機能低下や行動・心理症状の悪化を招く場合があるため、訪問看護・介護やデイサービスの利用などを検討し、メリ

ハリのある生活が送れるように支援しましょう。

（樋上 容子）

**注**：虚弱（フレイル）高齢者は急性疾患や入院合併症による機能低下が著しく、回復過程を経ても従来の状態まで戻らないことが多い。原疾患によらない入院中の安静臥床が誘因とされ、70歳以上の高齢者の30～40%が発症するとされる[2)]。入院機能関連障害（Hospitalization-Associated Disability：HAD）も「老年症候群」の1つであるとされる。

引用・参考文献


1）Sakata N, Okumura Y, Fushimi K et al.: Dementia and Risk of 30-Day Readmission in Older Adults After Discharge from Acute Care Hospitals. Journal of the American Geriatrics Society66(5)：871-878, 2018.
2）Covinsky KE, Pierluissi E, Johnston CB, et al.: Hospitalization-Associated Disability "She Was Probably Able to Ambulate, but I'm Not Sure". JAMA 306(16): 1782-1793, 2011.
3）大阪府：変化に気づき介護と医療をつなぐ確認シートの手引き，2019.
［http://www.pref.osaka.lg.jp/attach/29443/00317310/hennkanikidukikaigotoiryouwotunagukakuninnshitonotebiki.pdf］
4）原田かおる，松田千登勢，長畑多代：急性期病院の退院調整看護師が感じている高齢者の退院支援における困難．老年看護学18(2)：67-75，2014.

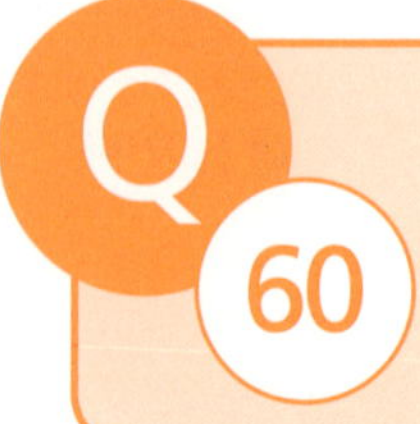

# 認知症の人の退院前カンファレンスにおいて話し合う内容や留意することは何ですか？

Answer

退院前カンファレンスでは、認知症の人のこれからの生活を、地域の支援チームと一緒に考える姿勢で臨みましょう。参加しているメンバーに対して、病棟ではその人のゴールをどう定め、どのような看護問題を設定してケアを提供したのか、そして残された課題は何なのかを示し、本人や家族にも意見を求めながら話を進めましょう。認知症の人の場合、入院中は混乱し、普段の姿ではない場合も多いため、入院中の様子だけでこれからの生活を判断するのではなく、カンファレンスに参加している地域の多職種にも意見を求めることが大切です。

## 退院前カンファレンスは認知症の人のこれからの生活を共に考える場

退院前カンファレンスは、退院後の認知症の人を支援する多職種にケアを引き継ぐことが大きな目的です。そのため、まずは入院中の様子や提供した看護ケア、現在の病状や認知機能の状態、ADLの状況が把握できるよう説明します。入院中の様子については、病状経過だけではなく、どのような看護を展開したのかを簡潔に伝えましょう。

また、退院後の支援を検討するにあたっては、本人や家族が退院後に望んでいる生活を伝えることは欠かせません。本来、これから望む生活については認知症の人自らが伝えられるよう導くべきですが、それは容易ではありません。また、家族もどこまで望めるのかわからない場合が多いものです。そのため、入院中に認知症の人の一番近くにいた病棟ナースが、知り得た情報や対応時に触れた価値観を参加者に伝えたり、入院前に関わっていた参加者がいれば情報を求めたりしながらその人の代弁者となり、みんなで退院後の生活を提案していく姿勢で臨みます。

## 看看連携を意識しよう

認知症の人は要介護認定を受けていることが多く、カンファレンスにはケアマネジャーが参加している場合が大半でしょう。ケアマネジャーは、退院後の生活で最も身近な相談相手となることから、病棟ナースはケアマネジャーと密に情報交換することが求められます。しかし、看護ケアについては看護職間で直接引き継ぐという意識も大切です。訪問看護師が退院前カンファレンスに参加している場合は、終了後に直接話をして細かな点を引き継ぎましょう。訪問看護を使わずデイサービスを利用する場合などで、引き継ぎたいことがあれば、参加している職員に、デイサービスのナースと直接話したい旨を伝えてみてはいかがでしょうか。

近年、一般的に入院期間は短縮していますが、認知症の人の場合、環境の変化に適応できないことを理由に早期退院を余儀なくされることはよくあります。地域包括ケアシステムの中では、病院と地域が1つの看護チームとしてケアを提供することが求められており、その実現には看護職間で気軽に相談しやすい関係を構築することが必要です。これからは、今以上に看看連携の必要性が重要視されていくため、退院前カンファレンスの機会を病院と地域の看護職のコミュニケーションの場として活用していきたいものです。

## 多様な意見を統合し、認知症の人の本来の姿を捉えよう

認知症の人は、入院中は混乱して本来の姿でないことが多いものです。たとえば軽度の認知症があっても入院前は自立して暮らしていた人が、入院による環境の変化でせん妄を起こし、失禁してオムツを着用させられ、ケアを拒否して叫ぶような状況となることは多いものです。そのような場合、入院中の姿しか見ていない医療スタッフらは重度の認知症だと決めつけて話を進めてしまうことがあります。そうすると、家族は大きな不安に苛まれ、気持ちが揺れ動き、自宅退院の方針を躊躇するなど今後の生活への可能性を狭めてしまうかもしれません。入院中は混乱していても、自宅に戻ると気持ちが安定して認知機能やADLが拡大する人もたくさんいます。

病棟ナースは入院中のイメージだけで話を進めるのではなく、まずはその人の本来の姿を知る参加者に日ごろの様子を聴くことからスタートする意識が大切です。また、認知症の症状については広い視野で客観的に判断すると同時に「今（入院中）は危機的状況による混乱かもしれない」という意識を持って、退院後に回復する可能性を加味した前向きな発言に努めてほしいと願います。

## 目的を明確にして有意義な会の運営を心がけよう

退院前カンファレンスは通常1回だけの開催ですが、認知症の人で自宅に戻れるか不安なケースなどでは、まずは今後の方針を決めることを目的に開催し、再度、具体的な支援内容を話し合うために集まるなど、必要に応じて複数開催することもあります。病棟側に理解してほしいのは、現場を離れて参加している在宅側のメンバーは、時間を工面して集まっているということです。そのため情報は整理して簡潔に伝えるとともに、状況によっては事前に関係者に意見を求めたり、情報を提供しておくなどして、話し合いやすく有意義なカンファレンスになる工夫をお願いしたいと思います。

また、日ごろから在宅の多職種と出会ったら積極的に話しかけて、距離を縮めることが大切です。病院と地域の合同研修などへの参加も、顔の見える関係づくりに大きく役立つことでしょう。

（勝眞久美子）

# 退院が近くなって家族が退院後の生活を不安がるようになりました。どのように退院支援を行えばよいですか？

**Answer**

退院が近づくと、家族に退院後の生活に対する不安が湧き、気持ちが揺れ動き、退院しても大丈夫だろうかと不安になることがあります。家族が「何を不安に思っているのか」を把握して、不安の原因を明らかにしましょう。これまで家族が言えなかった本音や不安を聞き、外来ナースやケアマネジャー、訪問看護師につなぐことが大切です。

## 退院間近に家族から不安の表出があった場合の支援のポイント

退院後の生活を安心して送れるよう、十分に配慮して関係性を築き、退院支援を行ってきたとしても、不安の内容が家族にとって打ち明けにくかった場合や、退院後の生活に対する不安が湧き、気持ちが揺れ動いてしまう場合などがあります。また、家族の持つ不安は単一的なものではなく、複数の事柄が混在していることもあります。退院が近づくと、家族の不安が強くなることを理解しましょう。そして、退院間近になってやっと本音を表出でき、不安を打ち明けられた家族や、不安で気持ちが揺れ動いている家族に対し、落ち着ける個室で話を聞くなど配慮して、気持ちの表出を促しましょう。

### ❶在宅介護の継続が難しくなったときの不安

認知症の人の症状が急激に進行した場合や介護している家族が病気になった場合など、家族に指導をしていても、不測の事態への対応についての不安が退院直前になり表出されることがあります。このような場合はかかりつけ医や訪問看護師、ケアマネジャーに対応を確認し、家族が安心できるような説明を行いましょう。施設サービスを利用することになったときについては、医療依存度が高い認知症の人の場合は、事前に入所できるか確認が必要です。

### ❷在宅サービスにかかる経済的な不安

認知症の人で医療ニーズと介護ニーズとも高い場合、介護者の負担を軽減するために在宅サービスを多く利用することがありますが、その分自己負担額も多くなります。経済的な問題については個室で面接を行うなど配慮をしても、家族がなかなか言い出せず、退院直前になって表出する場合があります。このようなケースは、経済的な問題を言い出せなかった家族の気持ちに配慮しながら状況を把握し、問題の解決に向けて、利用するサービスや、家族や専門職が担う役割を相談しながら再検討することが必要になってきます。ケアプランを作成するケアマネジャーから具体的な金額や上限額について説明してもらいましょう。

経済的な負担をできるだけ抑える視点を持つことは大切ですが、在宅サービスの利用を控え過ぎると、家族の介護力に頼ることになりかえって家族が疲弊してしまうことや、福祉用具を使用しないことで認知症の人のADLの低下を招く可能性があります。そのため、在宅サービスを利用するメリットやデメリットを家族とともに考えていくことが必要です。

### ❸退院後の介護についての不安

退院が近づくと、家族は24時間認知症の人のケアができるか、指導を受けた処置を家でもできるかなど具体的に考えていくがあまりに、退院直前になって突然不安が増強することがあります。認知症の人に必要なケアを家族が生活をしながら実施できるのか、24時間のケア内容を再検討しましょう。

医療依存度が高い認知症の人の場合、短い入院期間で完璧に手技の習得をしてもらおうとせず、家族には少し自信が出てきたくらいで退院しても大丈夫であることを伝えましょう。家族の手技の取得状況や継続的に指導が必要な内容は外来ナースや訪問看護師に引き継ぐことを伝え、不安を軽減しましょう。

家族はこれからどうなるのか先が見えない不安を持ちながら介護をすることになります。訪問看護師が認知症の人の病状や症状に合わせたケアの変更を、ケアマネジャーがサービスの追加・修正を行い、継続的に関わることを説明しましょう。

### ❹介護をしながら生活をする不安

家族は認知症の人の介護により生活を変化させることになりますが、仕事を辞めるか迷ったり、趣味や娯楽などを続けることに罪悪感を持ったり、介護以外の生活にも不安が湧いてきます。家族が介護だけの生活になると、介護に一生懸命になり過ぎて家族内の関係性が悪くなることがあります。認知症の人のために介護に専念したいと思う家族の気持ちを聞きながら、息抜きの場の重要性を伝え、家族が仕事や楽しみを持ちながら介護をすることができないか、家族に考えてもらえるような機会を持ちましょう。

### ❺退院後の生活に対する漠然とした不安

どんなに退院の準備を行っていても、退院が間近になると、家族は退院後の生活に対する漠然とした不安が高まることがあります。そのような場合には、ケアマネジャーや訪問看護師等の地域の支援スタッフと連携して「退院してみて、何か大変なことや困ったことがあったら、そのときに相談して調整しましょう」と声をかけるなど、家族の背中を押してあげることも大切です。

（島田なつき）

**引用・参考文献**

1）永井康徳，永吉裕子，こしのりょう：在宅医療をはじめよう！非がん患者の自宅での看取り．南山堂，2016．
2）宇都宮宏子，長江弘子，山田雅子，他編：退院支援・退院調整ステップアップQ＆A．日本看護協会出版会，2012．

# 終末期癌の認知症の人が自宅退院を希望しているのですが家族は不安が強いです。どのように退院支援を行えばよいですか？

**Answer**

核家族化が進んでいる現代では、家族に看取りの経験がないことが多く、自宅で看取る家族の不安は強いと考えられます。特に認知症があると、予後予測が難しくなるため、さらに不安が強くなる可能性があります。家族が認知症の人の癌終末期ケアという未知の状態についてさまざまな不安を感じていることを理解して関わりましょう。

## 終末期癌の認知症の人の退院支援のポイント

終末期癌の患者さんに特徴的な身体症状として、痛み、全身倦怠感、食思低下、便秘、不眠、呼吸困難、嘔気・嘔吐などが挙げられます。癌終末期の認知症の人の場合、認知症によりすでに活動性や体力が低下していることがあり、症状の出現や経過は非定型的で予測や対応が難しいといえます。また、認知症により身体に生じた変調に違和感を覚えても認識できなかったり、言語で伝えることができなかったりするため、介護をしている家族の不安は強くなると考えられます。

そのため、家族への丁寧な情報提供に努めるとともに、訪問診療や訪問看護につなぎ、病院内外の専門職が連携して、認知症の人の状態の変化に対応するなど、家族が疲弊しないよう支援体制を整備することが必要です。

### ▶認知症の人の苦痛の早期発見

認知症の進行によって異なりますが、本人が苦痛を訴えることができない場合、家族は対応が遅れてしまうのではないかと不安になることがあります。終末期がんの認知症の人に見られる症状について家族に説明し、痛そう、だるそう、つらそうなど、家族が認知症の人の発する苦痛のサインに気づき対応できるような指導が必要です。苦痛の早期発見や苦痛への適切な対応ができるよう、丁寧に家族に教育をすることによって、家族の不安が軽減されます。

また、認知症の人や家族への情報提供だけではなく、訪問診療や訪問看護につなぎ、病院内外の専門職が連携して認知症の人の状態の変化に対応することを説明しましょう。訪問診療や訪問看護に支えられていることがわかると家族は安心感を得ることができます。退院前カンファレンスを行い、訪問看護や訪問診療などを取り入れ医療者による病状観察と予測した対応ができるような支援体制を整えましょう。

### ▶看取りの理解の促進

終末期には、家族が認知症の人の看取りにどのようなイメージを持ち、どのような不安を抱いているのか把握する必要があります。認知症の人の経過が長い場合、老衰のイメージを持っていることがありますが、突然死や急変等が起こることもあります。家族が持つ看取りの経験や死に対するイメージを聞き、家族が認知症の人を看取る不安を軽減し、覚悟を持って退院できるようにしましょう。

### ▶看取りの場の選択における意思決定支援

認知症の人の場合、意思を確認することが困難になるケースもありますが、重度の認知症の人であっても意思を確認することを忘れず、サインなどをくみ取ることが大切です。その上で家族とともに考える姿勢が必要となります。また、在宅で長期の介護を経ている家族は、終末期を迎えるときには心身ともに疲労していることもあります。認知症の人が希望する場所で人生の最期を迎えられるようにするために、認知症の人の意向を尊重しながら家族の介護力も考慮し、最期まで在宅療養が可能なのかを考える必要があります。

ただし、認知症の人の状態の変化や家族の疲弊により、在宅療養が難しくなることも考えられるため、在宅以外の看取りの場についても情報提供をしておきましょう（参照→Q10）。

## 終末期癌が発覚したAさんとその家族への支援

これまで解説した、終末期癌の認知症の人と家族への退院支援のポイントが具体的にイメージしやすいよう、事例を紹介します。

Aさんは軽度のアルツハイマー型認知症の80歳代独居女性で、1カ月前に突然の下血があり、進行性直腸癌と診断されました。予後半年で手術や化学療法の適応はないと説明を受け、緩和目的の放射線治療を行うため入院することになりました。Aさんには娘さん（50歳代）がおり、Aさんの家から徒歩5分ほどの距離にある一軒家に夫と娘の3人で住んでいました。娘さんは今回の受診に付き添うため、Aさんの家を訪問し、Aさんの認知症の進行に気づきました。Aさんは食事の摂り忘れや迷子があり、片づけができておらず、自宅はモノであふれかえっており、風呂場は物置状態で入浴ができない状態でした。受診から入院までAさんは娘さんの家で過ごしていました。

入院当初から、病棟ナースはAさんと娘さんから入院前の生活を聞き、療養場所の意思決定支援を行いました。娘さんはAさんの家の不衛生さや狭さから、泊まり込みで介護ができる環境ではなく、自らの家での同居の継続を希望しました。しかし、Aさんは自分の家で気ままに暮らしたいと独居を希望しました。これまでAさんと娘さんの関係は疎遠であり、家族だけの話し合いでは結論が出ず、病棟ナースと退院調整看護師が話し合いに参加することになりました。

Aさんは風呂場が物置状態で使えないことを忘れており、1人で生活できると主張していましたが、話し合いを進める中で、放射線治療後から倦怠感が強くなっており娘さんの家で暮らせば安心で楽であると率直な思いを吐露するようになりました。また、Aさんは死ぬ前に身辺整理をしたいという希望が強いことがわかりました。Aさんが安心・安全で心残りなく過ごせる方法を検討し、娘さんの家に退院し、リハビリを兼ねてAさんの家に行き片づけをすることになりました。

退院後に癌終末期の対応ができる訪問診療所と訪問看護ステーションを利用することに

なり、退院前カンファレンスを行いました。退院前カンファレンスでの娘さんの不安は、再出血や転倒、急な変化があったときはどうしたらよいかという対応に関するものでした。娘さんは訪問診療医と訪問看護師から対応について説明を受け、今後の対応がわかり、支援体制が整っていることに安心した様子でした。

しかし、退院が近づき、Aさんの倦怠感がますます強くなり、娘さんは「家に帰っても大丈夫だろうか」と口にすることが増え、不安が強くなっているように見受けられました。そこで病棟ナースは娘さんの面会時には個室で話を聞く機会を設け、不安の内容を聴取し、看取りについての説明を行いました。娘の不安について訪問看護師・ケアマネジャーと共有し、継続的な支援の必要性を確認し退院となりました。

（島田なつき）


引用・参考文献

1）中島紀惠子監修：認知症の人びとの看護．医歯薬出版，2017.
2）六角僚子，種市ひろみ，本間昭監修：認知症のある患者さんのアセスメントとケア．ナツメ社，2018.
3）石原ゆきえ，井上健朗：時系列でみる！多職種協働事例で学ぶ 退院支援・退院調整．日総研，2014.

# Q63 同じ病気や病状で再入院を繰り返す認知症の人がいます。どのように退院支援を行えばよいですか？

**Answer**

認知症の人の退院支援で重要なことは、本人の意向を尊重することです。また、本人の生活機能と家族の理解状況や生活スタイルなど、情報収集したことを参考に、入院時より退院後の生活をイメージしてリズムを整えていきます。医療に関する管理や生活での注意点などを指導する際には、マニュアル通りではなく、生活の中でできる内容であるかを考慮します。そして、退院後「いつもより体調が悪いな」と感じたときに、気軽に相談でき、必要時スムーズに入院できるような支援体制を整えます。

## 再入院を繰り返す理由や原因を明らかにする

認知症の人は、退院時に医療上の管理や生活の中での注意点を指導されたとしても、指導された内容を継続して行っていくことが難しく再入院を繰り返すことがあります。たとえば、誤嚥性肺炎で入院していた認知症の人の退院時に、家族が指導を受けたとしても、退院後に指導された通りの食事形態や摂取方法を毎日3回継続して行うことは大変です。仮に、介護者が同じ方法を継続できたとしても、徐々に摂食・嚥下機能が低下していることに気づかず、誤嚥をしてしまうことがあります。

再入院を繰り返す理由は、認知症の人自身の機能低下や何らかの身体的変化、介護者のマンパワー、金銭的理由によるサービス利用の限界などさまざまです。退院後、短期間で再入院となった場合には、どのような原因があるのか確認していく必要があります。

## 本人の意向を尊重する

認知症の人が誤嚥性肺炎や心不全の急性増悪、尿路感染症などにより、何度も入院を繰り返すことがあります。その際に、医療者は「予防のための指導はしているのに、認知症があって守れないから仕方がない」と、認知症であることを理由に諦めた指導を行っていなかったか振り返ってみてください。認知症により記憶障害や実行機能障害などがある場合でも、本人の今までの生き方や考え方を、介護している身近な人等から確認し、退院後どのように生活したいと考えていたのか本人の意向を尊重しながら、退院指導内容を決定していきましょう。

## 本人に合った医療上の管理、生活の中での注意点を検討する

たとえば、心不全がある人の内服管理や水分制限を普段の生活の中で継続することは、本人のストレスや介護する人の負担が大きくなることを医療者は理解しておく必要があり

ます。

認知症の人は記憶障害や判断力の低下に伴い、内服薬の自己管理が難しい傾向にあります。単純な服薬忘れもあれば、服薬したこと自体を忘れて何度も薬を飲んでしまう人もいます。また、「薬を飲まなくてはいけない」という思いから、何度も薬を飲んでしまう人もいます。かといって、仕事と介護を両立している家族に、朝・昼・夕・寝る前といった内服薬を全て管理してもらうというのも難しい状況です。

対策としては、家族が出勤する前と帰宅後の時間帯に内服時間を調整するような配慮が必要です。そうすることによって、本人が自己管理をしているとしても家族が確認しやすくなります。また、水分制限に関しても、「1日○mLまでにして毎朝体重測定を行う」というような細かな指導は難しいため、決まったポットや水筒などに飲める量を準備しておくことで、本人が生活の中で水分を飲む習慣を身につけてもらえるような工夫が必要です。

人はそれぞれ、生活パターンや性格、病気の進行が違うため、医療者は、提案した医療上の管理内容や生活の注意点を取り入れた生活パターンがどのくらいの期間で習慣にできるのか、習慣にできたことはどのくらい継続できるのかも考慮します。一度確立できた習慣であっても、本人にとって合っているのか、負担になり過ぎていないかなどの視点で確認していきましょう。

## 家族の介護に対する理解状況と生活スタイルを把握する

介護する家族が、病気に対する医療や生活ケアを継続しながら生活を送ることをどのように理解し実行できるのか把握しましょう。そして、普段の生活を少しでも長く継続するためには、家族構成、自宅にいる時間、仕事状況、余暇の過ごし方等の介護する人の生活スタイルを確認し、家族の都合にも合わせた医療に関する管理や生活での注意点を指導しましょう。

## 介護者に“いつもと違う変化”に気づいてもらう

高齢者が同じ病気や病状を繰り返すことは、加齢に伴う恒常性維持機能の低下によりやむを得ない場合があります。また、体内で防衛反応が起こらないため、病気特有の症状が見られず早期発見しにくい[1)]といわれています。加えて、認知症の人は生じている身体の変化を自ら表出できず、病状が悪化してから気づくことがあります。

そのため、介護する人が本人の普段の生活機能・パターンを把握し、「いつもとなにか違う」変化を手がかりに早期発見に努める必要があります。具体的に、認知症の人が普段行っていることができなかったり、普段と比べて顔色が悪かったり、不機嫌であったり、「いつもと違うな」と思ったときは、かかりつけ医や訪問看護師等に伝えるよう、家族に説明しましょう。

## 退院後に、いつでも相談できる体制を整える

同じ病気や病状で再入院しないようにと指導をすると、本人も介護する家族も、医療者

に相談したくても「これくらいで相談してはいけないかな」と感じてしまうことがあります。そうすると、症状がかなり悪くなってから病院を受診することになるため、身体機能の改善が困難になり、1回の入院期間が長くなる可能性が出てきます。入院期間が長くなることにより生活機能が低下し入院前と同じ生活に戻ることが難しくなることも考えられます。普段の生活に近い状態で過ごし続けるためには、退院後「いつもより体調が悪いな」と感じたときに、在宅ケアチームへすぐに相談できるように、日ごろから相談しやすい関係をつくっておきましょう。そして、本人と家族が、かかりつけ医や訪問看護等に相談しながら、生活を過ごしていく中で、病院での医療処置が必要と判断した場合に、速やかに入院ができるよう在宅ケアチームと病院の連携体制を整えていきましょう。

（田中 久美）

引用・参考文献

1）北川公子，他：系統看護学講座専門分野Ⅱ老年看護学．p.10．医学書院，2014．
2）正木治恵，真田弘美編：老年看護学概論「老いを生きる」を支えることとは．南江堂，2011．

## Q64 認知症の人の退院後の生活支援に役立つ退院時の看護サマリーとはどのようなものですか？

**Answer** 認知症を有し退院後も医療や看護が必要な人が、安心して退院し、療養生活を続けられるためには、病院と地域の看護職間の連携が重要であり、情報伝達・共有の手段の1つとして看護サマリーが用いられています。なお、近年、医療と介護の連携も推進されており、看護職に限らず、ケアマネジャーや訪問介護事業所など退院後に患者や家族を支える他職種にも、看護サマリーで入院中の情報を共有して活用するケースも増えてきています。送る相手や目的に応じた看護サマリーの作成が求められています。

### なぜ、看護サマリーが必要なのでしょうか？

急性期治療を終えた認知症の人とその家族が、退院後の日常生活を問題なく過ごすためには、かかりつけ医や訪問看護師、ケアマネジャーや介護職といったさまざまな支援者の協力が必要です。

特に、退院後も医療や看護の継続が必要な場合は、病院の看護師と、訪問看護師や外来・診療所の看護師など地域の看護職間の連携が重要となります。認知症の人は、入院した理由や入院中の経過などを、周囲に上手く伝えることが難しく、支援者が、なぜ、この人が入院したのか、どのような治療を受けたのかが、わからないことがあります。たとえば、心不全の治療のために入院し、治療を終え退院したとしても、支援者が入院中に受けた治療や退院後に新たに必要となる医療管理や注意事項がわからないことなどから、対応が後手になり、認知症の人が入院前と同じような生活を続けていると、すぐに心不全が再燃して再入院となってしまう可能性があります。

看護職間の情報伝達・共有の手段の1つとして看護サマリーが用いられています。看護サマリーには、入院中の様子はどうであったのか、新たに追加された薬物や医療処置があるのかどうかなど、入院前と退院後で生活に変化があったときはもちろん、これまでの生活状況を継続させるには、どのようなことに注意しないといけないのかを、理解するために必要な情報源となります。

### 一般病棟から退院する認知症の人の看護サマリーに必要な内容や工夫することは？

病棟ナースは、認知症の人に対し、身体的、精神的、社会的アセスメントをし、早期に入院契機となった傷病がよくなって退院できるよう、なるべく不安なく入院生活を過ごせて治療やケアに協力してもらえるように創意工夫を重ねていることでしょう。また、認知症の人が、どのように暮らしたいのか、家族がどうなってほしいのかを知り、退院後の生活状況をある程度把握した上で、想像力を働かせながら関わっています。その内容や対応方法を相手に伝わるようわかりやすく記載することで、より丁寧で詳細な看護サマリーになります。

なお、近年、医療と介護の連携も推進されており、看護職に限らず、患者さんや家族の日々の生活を支えるケアマネジャーや介護職等とも必要な医療情報を共有するために、看護サマリーを活用するケースも増えてきています。したがって、看護サマリーは、退院当日から本人や家族に関与する支援者が活用できるよう、送る相手や目的に応じて、なるべく専門用語や略語を使用せずにわかりやすくするといった工夫が求められています。

## 看護サマリーの例

簡潔な看護サマリーの書式がさまざまな機関や自治体で開発されていますが、ここでは、認知症を有し退院後も医療ニーズのある人の看護サマリーとして含まれているとよいと考えた項目を入れて、具体的な内容を記入できる書式を作成し、項目ごとにポイントを吹き出しにまとめています。さらに、心不全の急性期入院治療を終えた認知症を有する架空の事例に基づいて、訪問看護師、診療所の看護師、デイサービスの看護師に宛てた看護サマリーを記入しました（図）。病院ごとに書式が違うと思いますので、ポイントや事例の内容を参考にしてください。

図｜看護サマリーの例

| **患者氏名**：A．A　**性別**：女性　**生年月日（年齢）**：○年○月○日（80歳）<br>**住所**：○県○市○町○-○-○　**電話番号**：○○○○-○○○-○○○○ | |
|---|---|
| **家族構成、家族に関する特記事項（主介護者、キーパーソン、家族歴等）**：<br>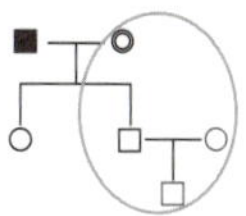<br>・夫は3年前に78歳で、胃癌で死去。<br>・長男（56歳）家族と同居。長男の妻（嫁）（54歳）が主介護者及びキーパーソン。<br>・長男・孫（26歳）とも会社員。嫁も近所のスーパーで週4日（月・水・金・土、10～15時）パート勤務。入院前は、Aさんが日中独居になる日があった。 | |
| **要介護認定**：あり<br>・**介護度**：要介護1<br>・**ケアマネジャー**（**事業所**：○○○　**連絡先**：○○○　**担当者名**：○○）<br>・**入院前の介護サービスの利用**：あり（デイサービス：1回（水）/週）<br>・**退院後の介護サービスの利用**：あり（訪問看護：1回（30分・火）/週、デイサービス：3回（月・水・金）/週） | |
| **主病名** | 慢性心不全の急性増悪 |
| **既往歴（時系列）** | a）高血圧症（50歳代）、b）脳梗塞（65歳）後遺症なし、<br>c）アルツハイマー型認知症（75歳）、d）慢性心不全（NYHA Ⅱ）（76歳）<br>a）～d）について、○○クリニックに通院中。 |
| **現病歴（何がきっかけで入院になったか）** | 2週間前より軽い感冒症状があったが、普段と変わらず生活をしていた。1週間前より食欲がなくなり、臥床していることが増えたため、○月○日かかりつけ医を受診。心不全の急性増悪と診断され、同日、当院に治療目的にて緊急入院となった。 |
| **治療内容・入院中の経過** | 入院時、意識あるも発語なく、体温36.5度、血圧90/50 mmHg、脈拍66回/分（リズム不整なし）、動脈血液ガス（room、PH 7.49、$PCO_2$ 37.3、$PO_2$ 83.5）、WBC 9500/μL、CRP 1.2 mg/dL。レントゲンにて心陰影拡大、両側胸水貯留を認め、心エコーにて右心系拡大あり、EF 30％であった。ベッド上安静、末梢静脈ラインを確保して電解質と水分の補液と利尿剤の静注を行った。徐々にうっ血症状の改善がみられ、入院5日目に点滴を終了、利尿剤を内服に変更した。その後も順調に心不全が改善し、○月○日に退院となった。 |

入院治療の対象となった現病名を記載します。

慢性疾患を抱える患者では複数の既往症が治癒にならず現在でも治療やフォローアップを受けているものがあるので、コメントとして記載します。

今回の入院に至った経過を記載します。

治療内容は、今後の治療や看護のために有用である情報を記載します。「診療情報提供書」を添付して参照してもらい、記載を省略する場合もあります。
入院中の経過として、患者の行動や様子に対し看護の工夫も記載します。

| | |
|---|---|
| | 入院当初は、入院していることを理解できなかったり、説明してもすぐに忘れるため、時々ソワソワすることがあったが、何度も訪室して声かけをすることで落ち着いた。入院3日目よりリハビリを開始して、心不全の改善状況をみながら安静度を拡大し、トイレまで歩けるまでに回復した。 |
| **継続が必要な治療・医療処置、使用している薬等** | ・アーチスト®（2.5 mg錠）2回/日（朝・夕食後）<br>・プラビックス®（75 mg錠）1回/日（朝食後）<br>・ダイアート®（30 mg錠）1回/日（朝食後）…今回の入院より15 mgから増量<br>・サムスカ®（7.5 mg錠）1回/日（朝食後）…今回の入院より開始<br>・タケプロン®（15 mg錠）1回/日（朝食後）…今回の入院より開始<br>・酸化マグネシウム®（330 mg錠）3回/日（毎食後） |
| **患者・家族への説明内容** | 心不全がもともとある中、加齢により徐々に心臓の機能が低下し、さらに今回は風邪が引き金となって病状が悪化して、全身に血液を十分循環させることができず、肺に水が溜まり呼吸がしにくい状態でした。入院後、呼吸と血圧を安定させることと、身体の水分を排出させるように薬剤を使用し、症状が軽減しました。<br>高齢であり、認知症の既往があることから、早期に元の環境に戻ることで、ご本人が安心して生活できると考えます。しかし、ご自分で体の異変などをきちんと表現することが難しく、今回のように風邪だと思って様子を見ていると、心不全を再発する可能性や急に状態が悪化する場合も考えられます。<br>ご家族が、元気がないなど普段と違うと思われたときには、早めに受診をしていただきたいです。また、今回から利用される訪問看護師に、ご本人の体のことや介護のことなど相談してください。 |
| **患者・家族の説明された内容への反応や、希望** | 本人：「心臓が悪かったんですね。早く、家に帰りたいです」と、心臓が悪いことは理解しているが病状については説明してもすぐに忘れてしまうため、入院中は何度も家に帰りたいと話していた。<br>長男の妻（嫁）：「最近元気がなくて心配だったのですが、原因がわかり安心しました。今後は、自宅に看護師さんが来てくれるので、早めに相談するようにします。持病については、本人の苦痛となるような厳しい制限はせず、なるべく今までの生活が続けられるように訪問看護師さんと相談していきたいと思います」 |
| **入院中の看護問題に対する実践及び残された看護問題、今後も継続して欲しいケア** | #1. 本人が体調が悪いことを自覚できず、体調の変化を自分の言葉で表したりすることが困難で、異常を早期に発見しにくく、症状が増悪する可能性があり、持病の病状管理が必要。<br>・体重測定と管理：入院時の体重は49 kgで、治療後、体重45 kgで症状は軽減しました。退院後も体重45 kgを維持できるよう、定期的な体重測定や、病状管理をお願いします。<br>・内服薬の管理方法の工夫と確認：薬の自己管理が困難であり、病棟看護師が管理し、毎回手渡しで拒否なく服用できています。入院前はお嫁さんが薬を管理していましたが、特に朝は忙しく、薬を渡し忘れたり、渡したかどうか記憶が曖昧になることがあったそうです。そのため、薬をシートから一包化に変更し、1週間分を服薬カレンダーにセットしてお嫁さんに渡しています。また、お嫁さんに「薬を飲み忘れた場合は少し時間がずれても気づいた時点で服用する」ことや「次の内服時間と近い場合は2回分まとめて内服しないで、訪問看護師に相談する」よう説明しています。退院後、薬のセットと服薬状況の確認をお願いします。<br>・食事内容や摂取量の確認：減塩食（5 g以下）が望ましいですが、薄味に慣れておらず、食事を半分以上残すことがあります。栄養部と相談して食事メニューを工夫し、食べる直前に減塩醤油をかけたりすることで、摂取量が増えました。また、お嫁さんに管理栄養士が、薄味に感じない調理方法等の説明をしています。退院後のフォローをお願いします。<br>#2. 主介護者の長男の妻（嫁）の精神的・身体的負担が増大する可能性があり、状況確認・支援が必要。<br>・主介護者であるお嫁さんは介護に意欲的ですが、パートを続け、社会とのつながりを持ちたいと希望しています。お嫁さんは、Aさんが日中独居にならないよう退院後しばらくの間はパートを休み、Aさんの状態が落ち着きデイサービスを利用できるようになってから再開する予定です。また、土曜日のパートの時間は夫（長男）がAさんを看てくれることになりました。 |

経管栄養やインスリン等の医療処置が必要な場合はここに記載します。入院時と退院時で薬の変更がある場合は、詳細を記載します。

医師の説明を記載します。患者・家族に病状説明をしたときの文書を、患者・家族の同意を得た上で添付することもあります。

患者・家族の説明された内容への理解度や受け止め方、希望について記載することで、退院後の支援につながります。

退院後に起こりうる看護問題と、訪問看護師など地域の支援スタッフに継続して欲しいケアを記載します。

| 日常生活に関する項目 | | 自立度 | 具体的な内容、支援方法、注意点 |
|---|---|---|---|
| 活動 | 動作 | ☐全介助 ☑一部介助 ☐自立 | •病棟内のトイレまで自分で歩行できている。<br>•場所の見当識の低下があるため、張り紙や声かけをしながら、遠位見守りをしている。 |
| 食事 | 動作 | ☐全介助 ☑一部介助（☐動作介助 ☑セッティング ☑声かけ ☐指さし指示 ☐ジェスチャー）☐自立 | •配膳すれば自己摂取できる。<br>•残すことがあり、食事メニューを工夫したり、声かけをしている。摂取量が1/2以下の場合、次の食事に栄養補助食品（200kcal）を利用している。 |
| | 形態 | ☐普通 ☑軟菜 ☐きざみ ☐ミキサー ☐流動 | |
| | 食具 | ☑箸 ☐スプーン ☐フォーク ☐エプロン | |
| 排泄 | 動作 | ☐全介助 ☑一部介助（☐動作介助 ☐手引き ☑声かけ ☐指さし指示 ☐ジェスチャー）<br>☑自立 | •自分でトイレに行くことができるが、自室に戻ることができないため、自室にわかりやすい目印をすることで、自室に戻ることができている。<br>•利尿剤服用中のため、トイレに間に合わず、本人が動揺することがあった。利尿剤服用30分後位から適宜トイレ誘導し、失禁を予防できている。 |
| | 方法 | ☑トイレ ☐ポータブル ☑パット ☐おむつ ☐カテーテル | |
| | **排便頻度**：1回/1～2日　**最終排便日**：○月○日<br>**排便コントロール方法**：酸化マグネシウムの内服（毎食後） | | |
| 清潔 | 動作 | ☐全介助 ☑一部介助（☑動作介助 ☑声かけ ☐指さし指示 ☐ジェスチャー）<br>☐自立 | •不十分な箇所のみ介助をしている。 |
| | 方法 | ☐浴槽 ☑シャワー ☐清拭 | |
| 口腔の清潔 | 動作 | ☐全介助 ☑一部介助（☐動作介助 ☑声かけ ☑指さし指示 ☐ジェスチャー）<br>☐自立 | •歯磨きは洗面所に付き添い、声かけでできる。<br>•義歯は自分で洗浄するが、不十分な箇所は指さし指示が必要。 |
| | 方法 | ☑歯ブラシ<br>☑義歯（☑上 ☑下）☑取り外し | |
| 睡眠 | 動作 | ☐全介助 ☑一部介助（☐動作介助 ☑声かけ ☐指さし指示 ☐ジェスチャー）<br>☐自立 | •声かけで入床できる。 |
| | 方法 | ☐布団 ☑ベッド | |
| 与薬 | 方法 | ☐自己管理 ☑要介助（☑セッティング ☑手渡し ☑声かけ ☑指さし指示 ☐ジェスチャー ☑内服確認） | •もの忘れがあり、管理が必要である。<br>•薬袋を見せる➔手渡す➔声かけをすると、拒否なく服用できる。 |
| **身長**：150cm | | **体重**：入院時49.0kg　退院時45.0kg | |
| 視力 | | ☐正常 ☑眼鏡 ☑老眼鏡 ☐半盲 | •眼鏡は自己管理ができている。 |
| 聴力 | | ☐正常 ☑難聴（☑右・☑左）☐補聴器 | •耳元でゆっくり話すと会話はできる。 |
| 認知機能 | | 認知症高齢者の日常生活自立度（Ⅱb） | •短期記憶を保持できない。<br>•場所の見当識の低下がある。 |
| 意思疎通 | | ☑できる ☐困難 | •話しかけると返答ができる。自発語は少ない。<br>•2文節程度の会話や、読字はできるが、記憶の保持は難しい。 |
| 本人の性格 | | 元々、口数が少なくおとなしい。自宅やデイサービスでは、趣味の編み物をして過ごす。 | |

本人がどこまでできるのか、どのような支援が必要かを具体的に記載します。

認知症の人が、スムーズに日常生活を送ることができるよう、支援をするための情報となります。

（山本 朝美・戸村ひかり）

# 第3章

# 認知症の人の退院支援の充実に向けて

この章では、認知症の人の退院支援を組織的に少しずつ充実させてきた2つの病院の変革の経験、それらの変革の経験の質改善モデルによる解説、日本と世界の認知症に関する政策の発展の過程と現状、認知症の人の生活支援へのテクノロジーの活用、地域における認知症の人の生活支援の新しい取り組みなどを紹介しています。

超高齢社会を迎えた日本のナースが認知症の人を擁護していくためには、日進月歩の認知症ケアに関する知見、次々と打ち出される施策・制度、さまざまな人が挑戦している先駆的な実践の動向などを理解しておくことが必要不可欠です。読者の皆さんが、この章で紹介する政策や制度の動向・新しい取り組みについての知見を踏まえ、各々の現場にとって新しい取り組みに挑戦する、つまり認知症の退院支援の充実のためのさまざまな変革に組織的に取り組むことで、ナースが主体的に認知症の人の退院支援を行うことができる病棟・病院を作っていけることを願っています。

# 認知症の人の退院支援が充実している病院はどのような取り組みをしてきたのですか？①

**Answer**

認知症の人が急性期病院で必要な治療を受け、生活機能を低下させることなく退院するためには、身体拘束をせず、安全で安心できるケアを実践することが重要です。そのためには、医療者のコミュニケーションの改善、日常生活を整えるケアの改善、インシデント発生時に医療者個人の責任を追及しない風土が必要です。加えて、認知症の人への看護の成功体験を積み上げていくことが重要です。

急性期病院での退院支援は、外来受診時に治療計画を説明する入院前から、また救急搬送では初療時から始まっています。治療により身体が回復したときに、住み慣れた地域での生活にスムーズに戻るには、入院中の生活機能の低下を防ぐことが重要です。

急性期病院において、治療優先のために容認されてきた身体拘束はさまざまな弊害を及ぼし、患者さんの生活機能をより一層低下させます（参照→Q49, 50）。八戸市立市民病院（当院）では、身体拘束最小化に向けて医師、薬剤師、理学療法士、作業療法士など多職種で、コミュニケーションの改善と日常生活を整えるケアの改善に取り組んでおり、身体拘束率の減少や認知症ケア意欲の向上などの効果を実感しています。

## 看護実践を改善し身体拘束を縮小する

### ❶認知症の人とのコミュニケーションの改善

認知症の人は、「どうしてここにいるのか」「何が起きているのか」状況を理解することが難しく、強い不安を感じています。骨折した足で歩き始めたり、吐き気を紛らわすために手が届くものを口にしたりすることもあります。このような行動をナースは「説明した指示が通じない」「危険行動がある」と捉えてしまいがちです。

当院では、患者さんに「医療者の指示を理解し、守ってほしい」と一方的に押しつけないよう心がけています。患者さんの価値観や信念を理解し、尊重したケアを実践できるように認知症看護認定看護師が院内学習会を開催し、高齢者に対する理解を促します。さらに各病棟のカンファレンスに参加し患者さんの行動の意味を推測し必要なケアを提案しています。

認知症高齢者の行動や反応を高齢者の側から理解することは、認知症高齢者への拘束に対する認識変化と不必要な拘束の減少に有効[1)]とされています。患者さんと目線を合わせ、正面から、低くゆっくりと穏やかな口調で話しかけ、患者さんの語りに頷き、一言一言を理解するように努めていることを態度で示しています。背中を向けての会話、電子カルテを入力しながらの会話はしません。必要に応じて、腕や肩に触れながら、ぬくもりのある関わりを通して、患者さんが大切にしている価値観を知り、これまでの生活について情報を得ます。その情報が多いほど、個別性を大切にしたケアプランとなり、その人に適した看護実践を展開することにつながると考えています。

### ❷日常生活を整えるケアの改善

口から食べ、トイレで排泄し、心地よく眠れる…治療を受けながら当たり前の日常生活を苦痛なく過ごすことができるような看護が重要です。

急性期病院のナースは医療機器管理や生体情報モニターの観察、合併症の早期発見のために学習を積み重ねる一方、日常生活を整えるケアがおろそかになりがちです。

当院では、患者さんが心地よい入院生活を過ごせるようにケアすることが結果として病気からの回復を早めるという体験をナースが実感できるように教育担当師長が働きかけています。高齢者の特徴を理解するための学習会の開催、排泄ケアや食事介助技術の確認と指導を現場で行いながら、日常生活への丁寧なケアが患者さんの回復につながっていることをフィードバックしています。さらに、それぞれの病棟で行われている日常生活ケアの工夫を共有できるようにニュースレターを作成し紹介しています。このような教育担当師長の組織横断的な活動により、自分たちの行っているケアが患者さんの回復につながっているという自信を持ち、やりがいとなって、もっとよいケアがしたいと考えるナースが増えています。そして、医師や薬剤師など多職種と話し合い、患者さんにとっての最善を考え目標を共有しケアすることが推進されています。

### ❸事故発生時には医療者個人の責任追及ではなく組織的課題を明確にする

ナースは「チューブトラブルや転倒などのインシデント／アクシデントを起こしたくない」と感じており、「患者の安全を守るために身体拘束は仕方がない」と考える傾向にあります。管理者が「身体拘束は治療優先のため仕方がない」、「認知症の人は身体拘束することでしか事故防止ができない」と思い込んでいる場合もあります。本人にとって必要な日常生活ケアが適切に実践されることが、結果として事故防止につながります。

## 認知症の人にとって最善のケアを創造できる看護師の育成

認知症ケアが充実した病院になるためには、身体拘束という手段を用いて安全を確保するのではなく、認知症の人に必要なケアを適切なタイミングで行い、その人が満足できる看護実践へと変革できるナースを育成する必要があります。

そのためには、効果的だったケアにナース自身が気づき、認知症の人の看護の成功体験を積み上げることが重要です。また、実践報告会で発表する機会を設けるなど、他病棟のナースとの意見交換を持ち、周囲から承認される機会を増やすことも効果的です。これらの取り組みはナースのやりがい感などの職務満足を高め、患者さんの満足感を高める看護実践を提供する栄養源となっていきます。

（呑香美佳子）


引用・参考文献

1）倉田貞美，牧野公美子，村上静子，他：一般病院における認知症高齢者への不必要な身体拘束防止の取り組み．日本認知症ケア学会誌12(4)：763-772，2014.

# 認知症の人の退院支援が充実している病院はどのような取り組みをしてきたのですか？②

Answer

筆者の病院では、認知症看護に関する研修に参加したスタッフを中心に、病棟でのケア改善に取り組んでいます。うまくいったケアを院内全体で共有し、入院中のせん妄やADLの低下を予防するケアを実践することで、早期退院につなげています。また、PFM部門によるリスクアセスメントや退院支援スクリーニングによって、入院前から必要な支援を開始することができ、入院後の支援もスムーズになっています。

## 入院中に生活機能を低下させないために、他部門と協働する

認知症の人の退院支援で問題になることが多いのは、身体疾患の治療は終了したのに、入院前より精神症状の悪化やADLなどの生活機能の低下が生じた結果、入院前の療養先に戻れなくなってしまうことです。

横須賀共済病院（当院）では、精神症状の悪化やADLの低下を起こさず、安全に治療ができるように、入院時から多職種と情報共有し患者さんや家族と関わっています。たとえば、持参薬にせん妄を誘発しやすい薬が含まれている場合は、薬剤師から情報提供があり、医師と薬剤調整を行います。認知症ケアチームや作業療法士は、患者さんの生活習慣や趣味などの情報から病棟でも取り入れられる活動を提案し、行ってもらうことで生活リズムを整えています。看護補助者もカンファレンスに参加し、認知症の人の見守り等のケアに入ることで、身体拘束の削減にも取り組んでいます。

## 研修を終えたスタッフを支援し病棟ケア改善、成功事例を共有

認知症ケア加算が新設され、認知症看護に関する研修に参加したナースが各病棟に配置されています。しかし、研修で適切なケアを学んできたにもかかわらず、学んだことを現場で実践できていない現状がありました。

そこで、認知症の人への尊厳あるケア提供を目標に、認知症看護スキルアップコースという研修を始めました。この研修では自部署のケア改善に取り組み、取り組んだ事例の振り返りまでを行っています。研修参加者のうまくいったケアを集めた事例集を発行することで、効果的なケアを看護部全体で共有しています。また研修参加者の病棟では、身体拘束率の減少や在院日数が短縮などのよい変化も現われてきました。

## 入院前から専門職が関わり、退院後までつなげるシステムの整備

当院では、入院予約時から必要な患者さんに専門職（ナース、医療ソーシャルワーカー

図｜入院前からの支援（イメージ）

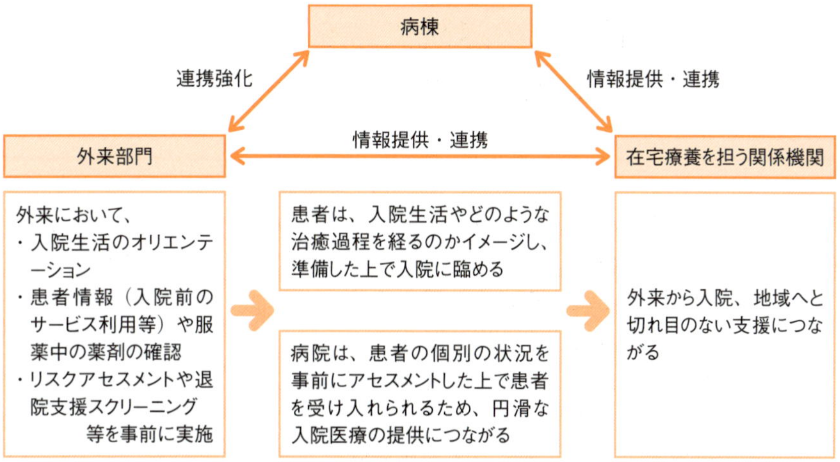

| 外来部門 | | 在宅療養を担う関係機関 |
|---|---|---|
| 外来において、<br>・入院生活のオリエンテーション<br>・患者情報（入院前のサービス利用等）や服薬中の薬剤の確認<br>・リスクアセスメントや退院支援スクリーニング等を事前に実施 | 患者は、入院生活やどのような治癒過程を経るのかイメージし、準備した上で入院に臨める<br><br>病院は、患者の個別の状況を事前にアセスメントした上で患者を受け入れられるため、円滑な入院医療の提供につながる | 外来から入院、地域へと切れ目のない支援につながる |

病棟
連携強化（外来部門⇔病棟）
情報提供・連携（病棟⇔在宅療養を担う関係機関）
情報提供・連携（外来部門⇔在宅療養を担う関係機関）

［文献1）を参考に筆者作成］

（MSW）、薬剤師、栄養士等）が関わることで、入院中はもちろん退院後も含めた支援を行う目的でPatient Flow Management（PFM）を導入しました。PFM部門では、入院が決まった患者さんに対し、外来で入院生活の説明を行うとともに、内服中の薬剤や入院前に利用している介護サービス等を含めた患者情報を確認します。その情報を基に、合併症や退院困難などのリスクをアセスメントし入院前療養計画書を作成することで、入院中の看護や退院支援につなげています。PFM部門と病棟が連携し情報共有することで、入院する部屋やベッドの位置などの環境を調整し、せん妄予防につなげています。

在宅での介護負担が増加している場合は、PFMでの情報を基に退院支援室のナースやMSWと連携し、入院前から介護保険の区分変更を行い、自宅退院に備えたケースもあります。2018年度診療報酬改定ではこの入院前からの支援（図）に対し、入院時支援加算が算定されるようになりました。また、必要に応じて入院中にケアマネジャー等地域の関係機関と情報交換を行うなど、在宅療養に向けて地域とも連携します。

（大野 直子）

引用・参考文献

1）厚生労働省保険局医療課：平成30年度診療報酬の概要 医科Ⅰ．p63，2018．
［https://www.mhlw.go.jp/file/06-Seisakujouhou-12400000-Hokenkyoku/0000198532.pdf］

# 認知症の人の退院支援をどのように充実させていけばよいですか？①

**Answer**

認知症の人の退院支援を充実させるには、個人的にではなく病棟・病院全体で組織的に取り組んでいくことが効果的です。米国の大学病院で開発された看護実践の質改善のモデルであるアイオワモデルに沿って考えると、退院支援の充実のためには、まずスタッフの間に認知症の人の退院支援に対する「気づきと興味を作り出す」ことが必要です。次いで、スタッフが認知症の人の退院支援に関して「知識を得て主体的に改善に参加する」ことができる環境を整えることが有効といえます。

## 認知症の人の退院支援を病棟の変革と考え組織的に取り組む

一般病棟のスタッフの多くが、認知症に関する教育をあまり受けておらず認知症の人の看護に苦手意識を持っている場合、認知症の人の退院支援の充実は、スタッフにとってそれまでのケアを否定され変化を迫られる大きな変革となります。この変革に取り組む上では、特定の個人だけが頑張るのではなく組織的に取り組んでいくことが効果的です。認知症ケアに熱い思いを持つ1人のスタッフだけが熱意を持って認知症の退院支援を充実させようと頑張っても、その熱意が周囲に理解されず孤軍奮闘することになっては、人間関係の悪化などの悪影響が起きる可能性すらあります。Q65やQ66で示した取り組みにおいても、八戸市立市民病院では、身体拘束最小化に向けてナースだけでなく他職種とともに病院全体で取り組んでいますし、横須賀共済病院でも認知症ケア加算の導入により配置された認知症看護に関する研修を終えたナースを支援する認知症看護スキルアップコースを看護部が開始しており、いずれも組織的に取り組んでいます。

また、変革に「組織的に取り組む」ことは決して看護師長や主任などの管理者や看護部だけの役割ではなく、組織に所属するどんな人でも変革を推進する立場（変革推進者）になることはあり得ます[1)]。認知症の人の退院支援に関心が低いスタッフが多い病院や病棟に、認知症ケアの向上に強い熱意や関心をもつスタッフがいたとします。そのスタッフの熱意が、周囲のスタッフに影響して他のスタッフの間でも認知症ケアへの関心が高まり、看護師長がその熱意や関心を活用して、認知症の人の退院支援の充実に病棟として組織的に取り組み始める、といった流れが起きるのが理想的でしょう。

## 認知症の人の退院支援を充実させる意義に気づける体制を作る

ここからは、組織的に変革に取り組む上で、ナースが看護実践を改善するためのモデルとして米国の大学病院で開発され広く実践現場で活用されているアイオワモデル（図）に沿って説明していきます[2-4]。ここではまず第1段階「気づきと興味を作り出す」と第2段階「知識を得て主体的に改善に参加する」について説明し、第3段階、第4段階については次項で説明します（参照→Q68）。

図｜アイオワモデル（実践者主導型）

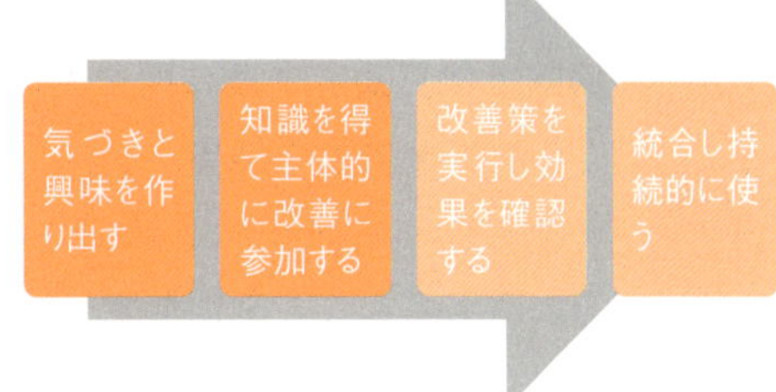


［文献2）を基に作成］

まず、第1段階の「気づきと興味を作り出す」から考えると、病棟や病院で認知症の人の退院支援を充実させようとする場合には、まず、スタッフにその必要性や意義に気づいてもらうこと、つまり、退院支援を充実させることで認知症の人やその家族、そしてケアを行うナースにとってどのようなよいことがあるのかに気づいてもらうことが必要となります。

たとえば、Q65で紹介されている「認知症の人にとって必要な日常生活ケアが適切に実践されることが、結果として事故防止につながる」ことを「身体拘束は治療優先のため仕方がない」と思っているスタッフに理解してもらうことは、事故防止のための新しい方法に気づき、認知症ケアに関心を持つきっかけとなるといえるでしょう。また、認知症の人の退院支援の不備が一因となり自宅での生活の継続が困難になっていることを報じるニュースや、実際の認知症の人や家族から寄せられた認知症ケアに関する不満の声などは、うまく共有すれば認知症の人の退院支援に関するスタッフの関心を高め、勉強会などを開催するきっかけに活用できるかもしれません。

病院や病棟全体で認知症の人の退院支援や認知症ケアの充実を目標として設定することは、気づきや関心を高める上で有効ですが、そうした場合にも現場のスタッフが納得できるように意識しながら活動を進めていく必要があります。看護部や看護管理者が認知症ケアの充実を目標と定め、活動を進めようと思っても、現場のスタッフがその必要性を理解、納得できておらず、目標を共有できない場合には反発を招く可能性があるでしょう。そのため、認知症の人の退院支援をその組織で充実させていく必要性やメリットを、スタッフにわかりやすく説明して納得を得ながら、変革を進める必要があります。

たとえば、Q66の取り組みで認知症看護スキルアップコースを始めた理由として挙げられている「研修に参加したナースが学んだことを現場で実践できていないという現状」は、看護部だけでなく、研修を受けた人や周囲のナースにも実感しやすいため、新たなコースのメリットである「研修に参加したナースの学習内容を認知症の人への尊厳あるケア提供につなげる」ことはスタッフにとって納得がいきやすいものだったと考えられます。

## 認知症の人への退院支援の充実に主体的に取り組める体制を作る

第2段階の「知識を得て主体的に改善に参加する」では、スタッフが認知症の人の退院支援に必要となる知識を得られるように勉強会や資料の作成などの活動を行い、それらをスタッフが主体的に活用することを促します。ここで重要なことは、スタッフに対し一方的に知識を提供するだけではなく、その知識をスタッフが実際のケアに活用できるような工夫を行うことです。八戸市立市民病院では認知症看護認定看護師が院内学習会を開催した後に、具体的に必要なケアを病棟カンファレンスで提案していました（参照→Q65）。横須賀共済病院では認知症看護に関する研修にスタッフが参加するだけでなく、「研修参加者のうまくいったケアの事例集」を発行し、研修で得た知識が実際の事例でどのように活用されたかを共有していました（参照→Q66）。いずれも認知症ケアに関する知識をスタッフが主体的に活用することを促進する支援であるといえます。その他に、各病棟で簡単に確認できるポケットガイドのような簡便な資料を作ることや、リンクナースのような役割を担う人がその他のスタッフへの認知症の人の退院支援についての助言を行うことなども、スタッフの主体的な取り組みを促す方法といえるでしょう。

（深堀 浩樹）

**引用・参考文献**


1）倉岡有美子：看護現場を変える0～8段階のプロセス：コッターの企業変革の看護への応用．p.146．医学書院，2018．

2）Cullen L, Adams SL: Planning for implementation of evidence-based practice. Journal of Nursing Administration 42(4): 222-230, 2012.

3）アイオワ大学病院看護研究・EBP・質改善部門編，松岡千代，深堀浩樹，酒井郁子監訳：看護実践の質を改善するためのEBPガイドブック アウトカムを向上させ現場を変えていくために．p.243．ミネルヴァ書房，2018．

4）酒井郁子：ケアの根拠を、ことばにしよう！かたちにしよう！リハビリ病棟におけるEBPの進め方（1）EBPを理解しよう．リハビリナース10（1）：84-88，2017．

# Q68 認知症の人の退院支援をどのように充実させていけばよいですか？②

**Answer**

認知症の人の退院支援という変革の試みを定着させるには、組織的に粘り強く取り組む必要があります。看護実践の質改善のためのモデルであるアイオワモデルに沿って考えると、認知症の人の退院支援に取り組む体制を整えたあとは、スタッフが受け入れやすい方法で「改善策を実行し効果を確認する」ことが必要です。さまざまな改善を行い手応えを感じたら、次の段階で認知症の人の退院支援に必要な知識や技術を、日常の看護・サービス提供の中に「統合し持続的に使う」ことができるようにしていくとよいでしょう。

## 認知症の人の退院支援の充実を定着させるには？

前項で述べたように認知症の人の退院支援を変革と捉えると、認知症の人の退院支援の充実に取り組み始めた後には、生じた変化を一時的なもので終わらせずに、病棟に定着させる必要があります（参照→Q67）。ここでは、看護実践の質改善のためのモデルであるアイオワモデル[1-3]における第3段階「改善策を実行し効果を確認する」と第4段階「統合し持続的に使う」について説明します。

認知症の人の退院支援に限らず、病棟などで新しい取り組みを始めても変化がうまく定着せず立ち消えてしまう経験をされたことがある人もいると思います。取り組み始めた「認知症の人の退院支援」を病棟や病院に定着させ、認知症の人や家族の退院後の生活の向上につなげていくためにはどうすればよいかを考えてみましょう。

## 新たな知識や実践方法の効果を実感しながら少しずつ定着させる

アイオワモデル（図）の第3段階「改善策を実行し効果を確認する」では、新しい取り組みを始めて定着を目指すときに、病院全体で一気に改善に取り組むのではなく、1事例で新しい試みを行い効果を確認することや、1つの病棟で試行的に変革に取り組むことなどが推奨されています[1-3]。筆者らが過去に日本の病院の看護師長を対象に行った研究でも、看護師長が病棟の変革を行うときには、影響力のあるスタッフを巻き込みながらスタッフが目指すことができる現実的な目標を設定し、少しずつ変化を起こしていくことが有効であることが示唆されています[4]。

図｜アイオワモデル（実践者主導型）

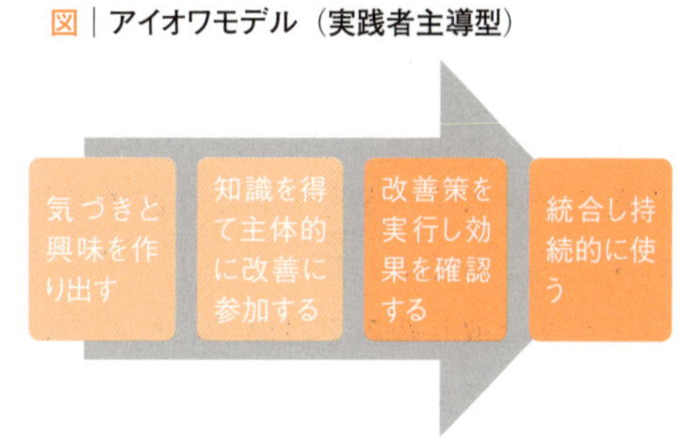


［文献1）を基に作成］

以上から、認知症の人の退院支援の充実・

定着のためには、一度に大きな変化を起こすことを目指すのではなく、少しずつ時間をかけて取り組み、スタッフの効果の実感、気づきや興味が高まっているのを確認しながら次の取り組みを行うという段階を踏むことが重要といえるでしょう。**Q65**で紹介した八戸市立市民病院の取り組みでは、日常生活への丁寧なケアが患者さんの回復につながっていることを、教育担当師長がスタッフへフィードバックすることで、効果を実感できる機会を意図的に作っていたといえます。また**Q66**で紹介した横須賀共済病院の取り組みでは、研修参加者の病棟で認知症の人へのケア方法や、せん妄予防、身体拘束減少のための取り組みなど一般病棟のナースが療養の場の移行を支えるための役割（参照→Q17）について学習し、事例検討を行ったことで在院日数が短縮し、認知症の人の早期退院につなげることができたことが紹介されています。こうした変化をスタッフや他の病棟の管理者、他職種と共有することは短期的な効果の実感につながります。

## 日々の看護に新しい知識を組み込み無理なく継続する

認知症の人の退院支援を充実させる意義がスタッフに共有され、関連する学習会の開催や活用できる資料が充実してきて、さまざまな取り組みが効果を上げてきたことを実感できたら、第4段階では「統合し持続的に使う」こと、つまり認知症の人への退院支援が組織に根づき、意識しなくても自然にできる状態を目指していくことになります。

**Q65**の八戸市立市民病院の取り組みで、効果的だったケアにナース自身が気づき成功体験を積み上げることを重視したり、実践報告会での発表などで周囲から承認される機会を設けたりしていたことは、現場のスタッフの努力や成果を賞賛し、認知症の人の退院支援への動機を高めることになり、日常のケアに新しい知識が抵抗なく組み込まれていくことを促進するものでしょう。

また、八戸市立市民病院と横須賀共済病院のいずれの取り組みでも、身体拘束の最小化や入院時からの情報共有にナースだけでなく多職種で取り組んでいます。認知症の人の退院支援に有効な活動が日常の医療提供システムに組み込まれ多職種で実行できる状態に到達しているといえるでしょう。さらに、横須賀共済病院では、Patient Flow Management（PFM）を導入（参照→Q66）し、2018年からは入院時支援加算も算定していることが紹介されています。横須賀共済病院では認知症看護スキルアップ研修やうまくいったケアの事例集の作成なども併せて行っており、PFMというシステムの中で活動しているスタッフが、認知症の人の退院支援に必要な知識を有し適切な活動を行っている状態にあると考えられます。この状態は認知症の人の退院支援がPFMというシステムによるサービス提供に統合され、持続的に行われている状態であるといえます。ここで重要な点は、PFMといった新しいシステムを導入したり診療報酬を算定したりするだけで新しい知識が日々の看護に組み込まれるわけではないということです。ここまで**Q67**や**Q68**で述べてきたように、さまざまな取り組みを段階的に行っていくことが認知症の人の退院支援の導入・改善・定着には重要です。

## 認知症の人の退院支援の充実のために

日本老年看護学会が老人看護専門看護師と認知症看護認定看護師を対象として認知症ケア加算の効果を検討するために行った調査では、認知症ケア加算の算定を始めた病院においても、算定後に認知症ケアが改善されたと対象者が認識していた病院は9%にとどまり、少し改善されたと認識していた病院が69%、変わらないと認識していた病院が22%でした[5)]。算定要件に専門・認定看護師の配置や認知症ケアチームの設置（認知症ケア加算1）、研修を受けた看護師の配置（認知症ケア加算2）などが必要とされる認知症ケア加算を算定している病院においても、改善には時間を要することがわかります。

急性期病院に多くの認知症の人が入院するという状況は、超高齢社会を迎えた日本が対応すべき新しい課題であり、ナースに期待される役割は大きいといえます。認知症の人の退院支援の充実は、ナースと他職種が連携して、組織的に粘り強く取り組んでいく必要があるでしょう。

（深堀 浩樹）

引用・参考文献

1）Cullen L, Adams SL: Planning for implementation of evidence-based practice. Journal of Nursing Administration 42(4): 222-230, 2012.
2）アイオワ大学病院看護研究・EBP・質改善部門編，松岡千代，深堀浩樹，酒井郁子監訳：看護実践の質を改善するためのEBPガイドブック アウトカムを向上させ現場を変えていくために．p.243．ミネルヴァ書房，2018.
3）酒井郁子：ケアの根拠を、ことばにしよう！かたちにしよう！リハビリ病棟におけるEBPの進め方（1）EBPを理解しよう．リハビリナース10（1）：84-88，2017.
4）Kodama Y, Fukahori H: Nurse managers' attributes to promote change in their wards: A qualitative study. Nursing open4(4): 209-217, 2017.
5）深堀浩樹，酒井郁子，森山祐美，他：老年看護政策検討委員会活動報告（2）．老年看護学22（2）：103-107，2018.

# 日本では認知症の人のケアの充実のためにどのような政策を立てていますか？

**Answer**

2019年6月、認知症施策推進大綱が発表されました。今後、認知症に関する施策の基本理念を定め、国や自治体の責務を明確にする「認知症基本法（仮称）」が制定される予定です。これらの施策の企画・立案・評価に、認知症当事者の声が反映されていることにも目を向けてほしいと思います。また、近年、医療や看護に関係する施策が出されており、「認知症専門診断管理料」の改定、「認知症サポート指導料」、「入退院支援加算」の新設等は、直接医療現場に影響しています。

## 日本における認知症施策の変遷

### ▶ 認知症施策の変遷

日本において、認知症施策に体系的に取り組み始めたのは1980年代に入ってからです。このころの高齢化率は全人口の10％程度でしたが、急速に高齢化が進むことが予測されていたため、認知症（当時は痴呆）ケアの体制を確立することが急務とされました。

1986年に厚生省（現在の厚生労働省）に痴呆性老人対策推進本部が設置されて以降、基盤整備がなされ、1997年痴呆性老人グループホームが制度化されました。

2000年、介護保険制度が始まり、高齢者施策が大きく進展しました。また、高齢者痴呆介護研究・研修センター（現在の認知症介護研究・研修センター）が全国3カ所に開設され、認知症介護の研究や研修体制の強化が図られました。2004年、それまでの「痴呆」という呼称から「認知症」と変更され、2005年、認知症を理解し、支援する人が数多く存在し、認知症になっても安心して暮らせる地域になることを全ての町が目指し、「認知症を知り地域をつくる10カ年」がスタートしました。地域密着型サービスが創設され、介護サービスの整備や地域ケア体制構築による支援が行われてきました。

その後、認知症の人のケアは精神科病院や施設で行うという従来の考えから、本人の意思を尊重しできる限り住み慣れた地域で暮らせる社会の実現を図るための取り組みとして、2012年、数値目標を定めた「認知症施策推進5カ年計画（オレンジプラン）」が策定されました。2015年には厚生労働省のみならず関係省庁との共同で「認知症施策推進総合戦略〜認知症高齢者等にやさしい地域づくりに向けて〜（新オレンジプラン）」が策定[1]され、2017年改訂ではより具体的な目標設定や数値目標が提示されました。さらに閣僚、認知症に関する有識者、認知症の人や家族等の関係者の意見を入れ、後継にあたる「認知症施策推進大綱」が、2019年6月に取りまとめられました[2]。

表｜認知症施策推進大綱の5つの柱

| |
|---|
| ①普及啓発・本人発信支援 |
| ②予防 |
| ③医療・ケア・介護サービス・介護者への支援 |
| ④認知症バリアフリーの推進・若年性認知症の人への支援・社会参加支援 |
| ⑤研究開発・産業促進・国際展開 |

［文献3）より一部抜粋］

### ▶認知症施策推進大綱の概要

「認知症施策推進大綱」では、「認知症は誰でもなりうるもの」と明記し、尊厳と希望を持って認知症とともに生きることと、認知症があってもなくても同じ社会でともに生きるという意味の「共生」と、認知症になるのを遅らせることと、進行を緩やかにするという意味の「予防」を車の両輪として、住み慣れた地域の中で尊厳が守られ、自分らしく暮らし続けることができる社会を目指し、具体的な施策である5つの柱（表）に沿って、施策を推進していくとしています。

## 住み慣れた地域で再び暮らし続けるために

### ▶一般病棟のナースに求められる役割

「認知症施策推進大綱」では、医療・ケア・介護サービス・介護者への支援として、入院、外来、訪問等を通じて認知症の人と関わる看護師等は、医療における認知症への対応力を高める鍵となると期待されています。そのため、認知症への対応に必要な知識・技術を習得できる研修が実施されます。それらを通し、本人主体の医療・ケアを学び、行動・心理症状の予防やリスクの低減を図り、生活能力を低下させない看護を実践していきたいものです。

また、地域では、「地域包括ケアシステム」が構築されており、大綱に示される目標を目指し、医療・介護連携事業や認知症サポーターの養成の推進、認知症ケアパスの作成・活用、認知症カフェ等の設置や地域での見守り体制の整備等が、さらに進められます（参照→Q8, 9）。

病棟ナースは、本人が暮らしている地域や社会背景を理解し、入院前の介護保険制度の利用等の介護状況、本人を支える人的資源や地域力の有無等をアセスメントし、地域包括支援センターやケアマネジャー等と連携を図り、本人が、住み慣れた地域に安心して退院できるようにしていくことが政策的にも求められています。（佐藤 博美）

引用・参考文献

1）厚生労働省，他：認知症施策推進総合戦略（新オレンジプラン），2015.
［https://www.mhlw.go.jp/file/06-Seisakujouhou-12300000-Roukenkyoku/nop1-2_3.pdf］
2）厚生労働省：認知症施策推進大綱について，2019.
［https://www.mhlw.go.jp/stf/seisakunitsuite/bunya/0000076236_00002.html］
3）認知症施策推進関係閣僚会議：認知症施策推進大綱，2019.
［https://www.mhlw.go.jp/content/000522832.pdf］

# 世界では認知症の人についてどのような政策がありどのようなケアが行われていますか？

**Answer**

一般急性期医療における認知症ケアの向上は、世界的にも認知症施策の重要な柱の1つです。認知症の診断の有無にかかわらず、入院時に一定以上の年齢の患者さんに対して認知機能障害をアセスメントすることが推奨されています。また、できる限り入院中のADLや認知機能の低下を防ぐことが重要です。そのため認知症の人が示す行動上の問題に対し、心理社会的なケアでの対応を第一に検討し、身体拘束や向精神薬の投与での対処を最小化することが求められています。

## 世界の認知症施策における一般急性期医療の位置づけ

筆者は、2014年4月の時点で認知症施策があることが確認できた14カ国を対象に、各国の認知症施策の内容分析を国際共同研究班で行っています。うち13カ国で一般急性期病院における認知症ケアの向上が施策の重点項目に含まれることを確認しました[1)]。このように、一般急性期医療は世界的に見て認知症施策の重要な柱の1つとなっています。

ここでは、認知症施策の例としてイングランド・オーストラリア・日本の直近の施策を紹介します。

### ❶イングランド

イングランドの直近の認知症施策は、2015年に発表された認知症に関する首相の挑戦2020です。2020年までに全ての病院を認知症にやさしい環境の水準を満たした病院にするという目標を立てています[2)]。

### ❷オーストラリア

オーストラリアの直近の認知症施策は、2015年に発表された認知症国家行動戦略2015-2019です。一般急性期医療における認知症ケアの質向上のために、①一般急性期病院の従事者が認知症の人を把握し適切に対応できるようにすること、②一般急性期医療で認知症の人に提供されるべきケアの質の基準をつくること、を目標に掲げています[3)]。

### ❸日本

日本は、2019年に認知症施策推進大綱を発表しました。2015年の認知症施策推進総合戦略（新オレンジプラン）で提案された、認知症の容態に応じて医療や介護などを切れ目なく提供できる循環型の仕組みの概念は大綱に引き継がれ、一般病院勤務の医療従事者に対する認知症対応力向上力研修の拡充が今後も進められることになっています。

2016年度診療報酬改定では認知症ケア加算が新設されました。この加算は身体疾患のために入院した認知症の人のケアの質向上を図る目的で新設され、病棟での取り組みや多職種チームによる介入を行うことが評価の対象になっています。認知症ケア加算の施設基準では、身体拘束の実施基準を含めた認知症ケアに関する手順書の作成が求められる他、対象患者に身体拘束を実施した日は100分の60に減算されるといった条件があります。

## 一般急性期医療で認知症の人に行われるべき支援

さて、世界の認知症研究や施策から、一般急性期における認知症ケアについて考えていきましょう。イングランドの認知症にやさしい病院づくりでは、病院が取り組むこととして5つのポイント[4]を示しています（表）。

ここでは、②適切な対応スキル、③認知機能障害のアセスメント、④認知症の人が自宅に戻れるように退院を支援する、について解説します。

### ❶従事者が認知症の人を正しく知り、適切に対応できるスキルを身につける

先行の国際論文を体系的にまとめた総説によると、認知症の人は認知症がない人に比べて身体拘束を受ける割合が高いことが指摘されています[5]。しかし、一般急性期病院やナーシングホームにおいて、身体拘束を実施しても転落等のリスクは減らないこと、やり方によってはリスクがかえって高くなることが知られています[6]。

また、身体拘束を受けた患者さんはそれ以外の患者さんと比べて、認知機能やADLがより低下しやすいことがアメリカの研究でわかっています[7,8]。さらに、系統的レビューでは身体拘束の実施による死亡リスクの上昇も確認されています[9,10]。

認知機能やADLの低下は、退院後の地域生活の困難につながり、自宅に戻れない・戻っても再入院するといったリスクを高めます。つまり、④の退院支援の観点からも、身体拘束の実施を最小限にすることが求められるのです。

国際的な団体が科学的根拠に基づき作成した認知症ケアのガイドラインでは、認知症の人が示す行動上の問題には心理社会的なケアでの対応を第一に検討し、身体拘束や向精神薬投与での対処は最小化することを推奨しています[11]。

ケアでの対応を検討する際は、認知症の人が示す行動が何らかの満たされないニーズを表わしていると考え、そのニーズを推定して環境とニーズとの差を埋める方法を選択することが重要です。たとえば、現在の病棟で患者さんに行われている指示や説明の方法・文書を見直し、よりわかりやすい・忘れてもすぐ確認できる内容にするなど、コミュニケーションとツールを工夫することも重要です。

表｜イングランドの「認知症にやさしい」病院づくりのための5つのポイント

| | |
|---|---|
| ① | 病院や病棟の構造を見直し認知症の人にとってやさしい環境をつくる |
| ② | 従事者が認知症の人を正しく知り、適切に対応できるスキルを身につける |
| ③ | 認知機能の障害をアセスメントして把握する |
| ④ | 認知症の人が自宅に戻れるように退院を支援する |
| ⑤ | 家族や身近でケアする人を交えて、本人中心の視点で入院中のケアを組み立てる |

［文献4）を基に筆者作成］

### ❷認知機能の障害をアセスメントして把握する

フィンランドやイギリスの研究では、認知症は見落とされていることが多く、また外来で認知症の診断を受けていても入院時にその情報が伝わっていないことがわかっています[12,13]。そこで、入院する時点で認知症の診断がなくても、一定の年齢（たとえば75歳）以上の人には、認知機能障害がないかアセスメントして確認することが推奨されています。

また、認知症と間違われやすい状態としてせん妄にも注意が必要とされています。せん妄は一過性の意識障害で、発症が急激であったり、同じ日でも時間帯によって症状の程度が大きく変わったりする点が認知症とは異なります。高齢の患者さんは入院に伴う急激な環境変化によってせん妄を起こしやすいとされています[14]。せん妄のリスクが高まる背景としては脱水、睡眠導入薬や抗不安薬の使用、感染症などが挙げられます。

### ❸認知症の人が自宅に戻れるように退院を支援する

退院支援は、在院日数の短縮、予期しない再入院の防止、および退院後に必要となるサービスとの調整を向上する目的で入院中に実施される一連の計画的な支援を指します。認知症の人は特に環境が変わることでADLや認知機能が低下しやすく、家族や介護従事者であっても退院後の本人の状態を適切に予想できるとは限りません[15]。そこで、入院中から家族や地域の介護従事者と一緒に退院支援を行うことが望ましいとされています。

日本では2008年度診療報酬改定で退院調整加算が新設され、高齢等で通常の入院医療では退院が困難な患者さんへの退院支援が評価対象となりました。なお、同加算は2016年度の退院支援加算を経て、2018年度改定で入退院支援加算と名称変更されました。

入退院支援加算で想定する退院困難な要因には認知症が含まれています。また要介護認定を申請していないが要介護状態の疑いがある、入院前に比べADLが低下して退院後の生活様式の再編が必要、といった認知症の人の入院でしばしば伴う状況も退院困難の要因に挙げられています。

退院に向けた支援は入院早期から開始されることが望ましいとされています。入退院支援加算もこの考え方に則り、入院から特定の期間内（たとえば入退院支援加算1では3日以内）に退院困難な要因を有する患者さんを抽出し、患者さんや家族と病状や退院後の生活も含めた話し合いを行い、退院支援計画を作成することを求めています。抽出のために行うスクリーニングでは前項の認知機能の障害をアセスメントして把握するも組み入れることが望ましいでしょう。

認知症に特化したものではありませんが、高齢者に対する退院支援の概念を整理した日本の論文では、患者・家族の視点で生じる困難に沿った支援の組み立てを提唱しています[16]。患者・家族らの困難は大きく分けて、①入院当初の急激な環境と身体イメージの変化に伴った「退院の見通しがわからない」という不安、②術後等も医療が継続されて「在宅に戻るイメージがわかない」こと、③入院医療と在宅療養環境とのギャップにより「在宅へ円滑に移行できない」こと、の3つです。

退院支援では、退院後の生活に向けて介護保険の申請等を考慮したり、すでに在宅医療や居宅介護サービスを利用していた患者さんではそれらの機関への情報提供とケアの引き継ぎをしたり、といった調整を行っていることでしょう。病棟ナースは退院支援部門のスタッフらと協力しながらアセスメントや合意形成を早めに行い、先の見通しを本人・家族や地域の医療・介護従事者と共有していくことが求められます。

（中西 三春）



引用・参考文献


1）Nakanishi M, Nakashima T, Shindo Y, et al.: An evaluation of palliative care contents in national dementia strategies in reference to the European Association for Palliative Care white paper. International Psychogeriatrics 27(9): 1551-1561, 2015.
2）Department of Health: Prime Minister's challenge on dementia 2020. p.32-33. Crown copyright, 2015.
3）Australian Health Ministers Advisory Council: National Framework for Action on Dementia 2015-2019. p.22-24, 2015.
4）Dementia Action Alliance. Hospital trusts sector guidance. [https://www.dementiaaction.org.uk/assets/0002/3945/Hospital_Trusts_Sector_Guidance.pdf]
5）Hofmann H, Hahn S: Characteristics of nursing home residents and physical restraint: a systematic literature review. Journal of Clinical Nursing 23(21-22): 3012-3024, 2014.
6）Sze TW, Leng CY, Lin SK: The effectiveness of physical restraints in reducing falls among adults in acute care hospitals and nursing homes: a systematic review. JBI Library of Systematic Review 10(5): 307-351, 2012.
7）Castle NG: Mental health outcomes and physical restraint in nursing homes. Administration and Policy in Mental Health 33(6): 696-704, 2006.
8）Enberg J, Castle NG, McCaffrey D: Physical restraint initiation in nursing homes and subsequent resident health. The Gerontologist 48(4): 441-452, 2008.
9）Barnett R, Stirling C, Pandyan AD: A review of the scientific literature related to the adverse impact of physical restraint: gaining a clearer understanding of the physiological factors involved in cases of restraint-related death. Medicine, Science, and the Law 52(3): 137-142, 2012.
10）Rakhmatullina M, Taub A, Jacob T: Morbidity and mortality associated with the utilization of restraints: a review of the literature. The Psychiatric Quarterly 84(4): 499-512, 2013.
11）van der Steen JT, Radbruch L, Hertogh CM, et al: White paper defining optimal palliative care in older people with dementia: a Delphi study and recommendations from the European Association for Palliative Care. Palliative Medicine 28(3): 197-209, 2014.
12）Laurila JV, Pitkala KH, Strandberg TE, et al: Detection and documentation of dementia and delirium in acute geriatric wards. General Hospital Psychiatry 26(1): 31-35, 2004.
13）Sampson EL, Blanchard MR, Jones L, et al: Dementia in the acute hospital: prospective cohort study of prevalence and mortality. The British Journal of Psychiatry 195(1): 61-66, 2009.
14）Ryan DJ, O'Regan NA, Caoimh RÓ, et al: Delirium in an adult acute hospital population: predictors, prevalence and detection. BMJ Open 3(1): e001772, 2013.
15）Bauer M, Fitzgerald L, Koch S, et al: How family carers view hospital discharge planning for the older person with a dementia. Dementia 10(3): 317-323, 2011.
16）中西三春，長江弘子，永田智子，他：病院における高齢者への退院支援の実施状況の調査－在宅ケア事業所の関与に着目して．日本公衆衛生雑誌55(7)：456-464，2008.

# 認知症の人の生活支援に期待できるテクノロジーにはどのようなものがありますか？

Answer

認知症の人の生活支援に期待できるテクノロジーは多岐にわたります。認知症の人にできるだけ普通の暮らしを送ってもらうことを応援するもの、認知症の人の意思疎通が図れないことによる観察の補助ができるもの、認知症の人に共感的に関わることを促すもの、認知症の人の心に寄り添えるテクノロジーなどがあります。

## 認知症の人にはどのようなニーズがある？

認知症の人は、一般的にさまざまなことを計画して実行することが苦手です。そのため、日常生活で生じるさまざまな不具合を最小限に抑えるための生活支援が重要です。また、記憶障害や見当識障害、判断能力の低下、言語能力の低下などから、自分で意思を表出することが難しくなります。その分、相対的に感情は豊かになります。ですから、**感情を受け止められるよう、また豊かな感情を吐き出すことができる支援**が大切です。その上で必要なテクノロジーは以下のものが考えられます。

1. 認知症の人にできるだけ普通の暮らしを送ってもらうことを応援するもの
2. 認知症の人の意思疎通が図れないことによる観察の補助ができるもの
3. 認知症の人に共感的に関わることを促すもの
4. 認知症の人の心に寄り添えるもの

## テクノロジーの活用で広がる臨床実践

ここではすでにできているテクノロジー、今後活用が期待できるテクノロジーの概要を紹介します（表）。

政府はテクノロジーを医療やケアに活用することを奨励していますので、今後も多くのテクノロジーが出てくるでしょう。しかし、大事なことは**テクノロジーをうまく実践に利用すること**です。テクノロジーを導入してかえって手間が増えたり、実践がテクノロジーに依存しすぎておざなりになるようではいけません。うまく共存して、自分たちの実践を支援してくれるものとして利用することをお勧めします。

また、導入・活用を検討する際には、「なぜ活用したいのか」というそもそもの理由を明確にしなくてはいけません。そうでなければ、目新しさや目先の楽さなどを目的にしてしまい、導入したものの、結果的に数カ月経てば誰も使わなくなってしまったということになりかねません。当然ですが、使う前に自部署での使用目的と運用方法を明確にしましょう。

表｜認知症の人へのケアニーズとそれを解決に導くテクノロジー

| 1. 認知症の人にできるだけ普通の暮らしを送ってもらうことを応援するもの | |
|---|---|
| みまもりあいプロジェクト[1] | ●認知症の人や子ども、障害のある人、ペットなどをみんなでささえあう仕組み<br>●独り歩きに不安がある人（身元確認機能）、健康に不安がある人（緊急連絡機能）、物忘れに不安がある人（遺失物回収機能）として活用できる<br>●利用者（会員）は専用のスマートフォンアプリをダウンロードした周辺地域の協力者に「捜索依頼」と「捜索者情報」を送ることができ、助けが得られる<br>●捜索にあたっては、会員に配布されるステッカー記載のID番号とフリーダイアルを用いるため互いの個人情報が完全に漏れない（世界初の技術）<br>●入会金2,000円、年間利用費3,600円（300円／月） |
| ささえ合い交通[2] | ●丹後町（京都府）のまちづくりを住民主体で持続可能かつ計画的に進めるための取り組みで、地域住民や観光客の手軽な移動手段の1つとして町と連携した事業<br>●Uberのアプリを使い、スマートフォンで配車依頼が可能<br>●ドライバーは地元住民のボランティアで、運賃は概ねタクシーの半額 |
| 2. 認知症の人の意思疎通が取れないことによる観察の補助ができるもの | |
| 眠りSCAN[3] | ●マットレスの下に薄い板型のセンサを敷くことで、呼吸状態、睡眠、覚醒がリアルタイムでわかる<br>●生活リズム改善の検討、評価、急変時の早期発見に活用できる<br>●他社のナースコールと連動した病棟全体の患者モニター一覧として用いることも可能で、夜勤時の観察の手助けになる<br>●睡眠の状態がわかり、ケアの改善につながることから既に全国200カ所の施設や病院で導入中[4]<br>●オープン価格 |
| Itch Tracker イッチトラッカー[5] | ●睡眠中の掻き動作を計測し、かゆみを見える化するスマートフォンアプリ<br>●睡眠中の痒みの状態がわかるため、ミトンなどによる不要な身体拘束を減らしたり、外用薬の効果的使用の根拠データとして活用できる<br>●睡眠時の着用がメインのため認知症の人でもある程度着用が可能<br>●アプリは世界中で公開されており無料だが、Apple Watchは別途購入が必要 |
| 3. 認知症の人に共感的に関わることを促すもの | |
| VR認知症[6] | ●バーチャルリアリティで認知症の人の世界の体験が可能<br>●体験によって、認知症の人への理解が深まり自分の関わり方もわかる<br>●世界3カ国語で利用可能で、これまでに40,500人が体験した（2019年6月時点）<br>●今後、看護教材としての活用も期待されている[7]<br>●体験会の開催にあたっての費用は要相談 |
| 4. 認知症の人の心に寄り添えるもの | |
| テレノイド[8] | ●遠隔操作で対話ができるロボット（アンドロイド）<br>●テレノイドと話すことで、気持ちが落ち着いてくる効果がある<br>●コミュニケーションエラーが減少し、職員の心身のストレス軽減につながる<br>●既に施設で実用化されている<br>●基本的にレンタルで、費用は要問い合わせ |

（山川みやえ）

引用・参考文献


1）一般社団法人セーフティネットリンケージ：みまもりあいプロジェクト．［http://mimamoriai.net/］
2）NPO法人気張る！ふるさと丹後町：ささえ合い交通．［http://kibaru-furusato-tango.org/about-sasaeai/］
3）株式会社パラマウントベッド：眠りSCAN．［https://www.paramount.co.jp/learn/reductionworkburden/nemuriscan］
4）佐藤康子，山川みやえ：ICTシステムやセンサーデバイスを看護現場で活用する．医療の質・安全学会誌13：1881-3658，2018.
5）ネスレスキンヘルス：Itch Tracker.［https://www.nestleskinhealth.info/shield/itch-tracker-jp］
6）株式会社シルバーウッド：VR認知症プロジェクト．［http://www.silverwood.co.jp/vr/］
7）特集VRで未来を変える．看護教育59(2)．医学書院，2018.
8）株式会社テレノイドケア：テレノイド．［https://telenoid.co.jp/］

# Q72 認知症の人の生活支援につながる地域での新しい取り組みにはどのようなものがありますか？①

**Answer**

現在、金融機関やコンビニエンスストア、生活協同組合、宅配業者等の民間事業者と連携した地域見守りネットワークづくりが推進されてきています。勤務する病院の周りや、退院先の地域の認知症の人へのインフォーマルな取り組みの様子を知っておくことで退院後の生活がより具体的にイメージでき、退院支援を行う上で役に立ちます。

## 地域包括ケアシステムにおける民間事業者との協働

地域包括ケアシステム（参照→Q8）では、在宅生活を継続するために必要となる生活支援は、介護保険サービスよりも、住民組織（NPO、社会福祉協議会、老人クラブ、町内会、ラジオ体操会等）や一般の商店、交通機関、民間事業者、金融機関、コンビニエンスストア（コンビニ）、郵便局など多方面にわたる主体が提供者となり得る[1)]とされています。

こうした背景から、各自治体は金融機関やコンビニ、生活協同組合、新聞販売店、宅配業者等の民間事業者と連携した地域見守りネットワークづくりに取り組み、これらの事業者と自治体の間で「高齢者見守り協定」の締結が進められています。各事業者は協定に基づき、宅配、新聞配達、ガスメーターの検針といった高齢者宅の訪問時や、商店やコンビニなどの店舗での見守り活動を行い、異変時に地域包括支援センターや警察に連絡します。

ここでは、新しい取り組みとしてコンビニで行われている事例を紹介します。

民間事業者の1つであるコンビニは、高齢者の生活を支える重要な役割を担っています。近年、コンビニ各社が日本の高齢化の進行や世帯構成の変化の状況も踏まえて高齢者を重要な顧客と捉え、高齢者向け食品の充実や宅配サービス、移動販売車、イートインスペースの設置など高齢者をターゲットにしたサービスを展開しています。

## 認知症の人とコンビニエンスストア

筆者らの研究グループは、東京都内の自治体とともに、コンビニと協働した地域高齢者への支援のモデルを構築する産官学連携プロジェクトに取り組んでいます。

筆者らが行った調査では、認知症高齢者の生活においてコンビニが、日々の食料の確保に加え、外出の機会や日課としての楽しみ、安否確認や生活の把握に役立っていることを明らかにしました[2)]。また、インタビュー調査を通して、アルツハイマー型認知症を有する独り暮らしの高齢女性が、自宅から徒歩5～10分のコンビニを唯一の買い物場所として認識し、毎日1～2回来店して食料や酒類等の飲料を購入している状況を聞き取りました。コンビニ店員からは女性が常連客として温かく見守られている様子が語られ、そうした温かい雰囲気の中で女性が安心して自分の好みに合った商品を購入でき、在宅生活が維持できていることが示唆[3]されました。

一方、同じ品物を大量に買っていく認知症と思われる高齢の顧客に、店員がどう対応すればよいのかがわからない、といった戸惑いを抱えていることもわかりました。そこで、店員の認知症への理解を深めて高齢者への対応に活用してもらうこと、困ったときに相談できる地域包括支援センター等の地域の専門機関との顔の見える関係をつくることを目的としたプログラム「N-impro（ニンプロ）」を開発しました。このプログラムは、認知症およびその対応に関する基本的知識を提供するミニ講座と、コンビニ店舗で直面するジレンマ事例を題材に、その対応方法について話し合うカードゲームから構成されます。カードの設問は、実際の事例を基に作成しています（写真）。その中から1問、紹介します。

写真｜「N-impro」カード例

04
あなたは コンビニアルバイト
ある常連のおじいさん（Aさん）は最近毎日のように酒を買っていく。ある日、Aさんの「ケアマネ」を名乗る女性が来店し、Aさんが最近何を買っているか教えてほしいという。何度かその女性がAさんと一緒に来るのは見たことがある。
Q その場で教える？
Yes 教える
No 教えない
No

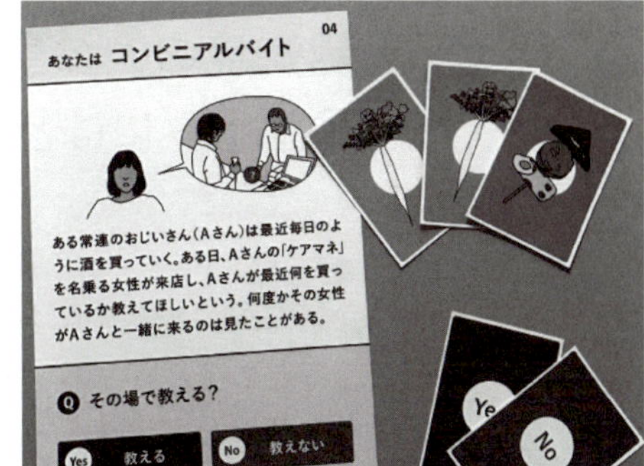

あなたはコンビニ店長です。常連のお客様の家族に「父は認知症です。今度から父が購入しに来ても商品を売らないでください。糖尿病があるので食事制限をしています」といわれました。そのとき、あなたは売らないことを約束しますか？

この設問の作成に用いられた事例は、糖尿病がある認知症の人が自宅で食事療法を行う際に、コンビニがこのような形で関わり得る状況を示しています。ナースや管理栄養士は糖尿病の退院支援の一環で本人や家族に栄養指導を行います。認知症の人の場合、家族が協力的であっても、目の行き届かないところで間食をしてしまい、食事療法がうまくいかないことがありますが、私たちはこのような状況を想定して指導を行う必要があるでしょう。

また、コンビニ店員が認知症の人のことを気に掛けて、地域の医療・介護専門職に情報提供をしてくれることもあるため、普段からつながりを持っておくことが重要です。自分が勤務する病院の周りの地域や、認知症の人の住む地域のインフォーマルな取り組みを知っておくことで、より退院後の自宅での生活をイメージすることができるようになり、より充実した退院支援につながるでしょう。

（五十嵐 歩）

引用・参考文献

1）地域包括ケア研究会：地域包括ケアシステムの構築における今後の検討のための論点．持続可能な介護保険制度及び地域包括ケアシステムのあり方に関する調査研究事業報告書（平成24年度厚生労働省老人保健事業推進費等補助金）．p.17，2013．［http://www.murc.jp/uploads/2013/04/koukai130423_01.pdf］
2）五十嵐歩，松本博成，鈴木美穂，他：訪問介護サービスを利用する高齢者のコンビニエンスストア利用の実態－コンビニエンスストアが生活支援の役割を果たしている事例に関する質問紙調査．老年社会科学40(3)：283-291，2018．
3）五十嵐歩，松本博成，油山敬子，他：在宅認知症高齢者のコンビニエンスストア利用に関する1事例の検討－地域包括ケアにおける協働の推進に向けて．日本老年医学会雑誌53(Suppl.)：150-151，2016．

## 認知症の人の生活支援につながる地域での新しい取り組みにはどのようなものがありますか？②

**Answer**

介護保険の枠組みにおいて、認知症の人等を住み慣れた地域で支える仕組みとして、小規模多機能型居宅介護、看護小規模多機能型居宅介護というサービスが少しずつ拡充されてきています。また、同じく介護保険の地域支援事業により、住民主体の通いの場の整備も進んできています。これらの資源が近隣住民の交流の場として機能することで、認知症の有無によらず、長く地域で暮らし続けられる環境が整えられつつあります。

### 小規模多機能型居宅介護、看護小規模多機能型居宅介護とは？

地域包括ケアシステムの構築に向けて、地域密着型サービスの拡充が進められています。介護保険の給付サービスは、大きく居宅サービス、施設サービス、そして地域密着型サービスの3種類に分類されます。このうち地域密着型サービスは、比較的小規模で、その名の通り地域に密着し、居宅・施設サービスの両方の機能を併せ持つ多機能なサービスが多いことが特徴です。

地域密着型サービスの中で、認知症対応型共同生活介護（グループホーム）や認知症対応型通所介護（デイサービス）は従来より知られていますが、ここでは、2006年に制度化された小規模多機能型居宅介護、そしてそれに看護の機能を拡充した看護小規模多機能型居宅介護について解説します。

#### ❶小規模多機能型居宅介護

認知症の人も、そうでない人も、顔なじみではない大人数の従事者にケアを担当されるのはあまり気持ちのよいものではありません。小規模多機能型居宅介護の特徴は、小規模な形で、訪問も、通いも、泊まりも、見知った職員が臨機応変に対応してくれることです。

認知症の人のケアニーズは多様に変化する可能性があるにもかかわらず、従来の居宅サービスは「訪問介護だと訪問しか対応できない」、「通所介護だと通所しか対応できない」といった融通が利きづらい面があります。小規模多機能型居宅介護は、このような課題意識に基づいて生まれたサービスともいえるでしょう。

#### ❷看護小規模多機能型居宅介護

看護小規模多機能型居宅介護は、**小規模多機能型居宅介護に訪問看護を組み合わせたサービス**です。ナースの配置が厚くなりますので、より医療的ニーズの高い人にも対応できます。高齢者はさまざまな併存疾患を有していることが多いので、慢性疾患の急性増悪への対応なども期待できると思います。当然、緩和ケアや看取りの機能も強化されます。泊まり機能もありますから、レスパイト入院のような機能を果たすことができますし、薬剤等がそろっていれば、泊まりを担当するナースが点滴等を行うなどして実質的に病棟と似た機能を果たすこともできるでしょう。

認知症の人も、そうでない人も、慣れない環境に置かれることや、入院中に受けるさまざまな生活上の制約は、大きなストレスにつながります。この点において、看護小規模多機能型居宅介護であれば、見知った場所で過ごすことが可能です。

なお、これらは市町村の裁量で整備計画が立てられ、建設のための補助金などが設けられています。市町村によっては、補助要件に施設の中に地域住民向けの交流スペースを設けること等の文言を付しているところもあります。これにより、後述する通いの場の機能を併せ持つさらに多機能な小規模多機能型居宅介護、看護小規模多機能型居宅介護を整備できます。

## 住民主体の通いの場の広がり

地域支援事業という介護保険の中に位置づけられた財源を活用して、住民主体の通いの場（サロン、コミュニティカフェ、居場所などと呼ぶこともあります）の整備も各地で進んできています。この通いの場は、一般的には要介護認定を受けていない高齢者や、要支援くらいの状況にある人のための介護予防・社会参加の場として位置づけられていますが、ここに認知症の人が参加することもよくあります。通所介護（デイサービス）などと違い、出入り自由で行きたいときに行くだけという緩さ・自由さが通いの場のよさです。最近では多世代・多様な特性（疾患、障害など）を持つ人が区別なく参加する通いの場も出てきており、「地域共生社会」に向けた資源としても期待されます。

筆者は千葉県柏市で、空き家だった一軒家の中に訪問看護ステーションと住民の通いの場を併設した一風変わった複合施設を運営[1]しています。ここでは、ナースが地域住民に生涯を通じて伴走することをコンセプトに、①住民、②看護師、③場、④各種制度をうまく組み合わせる知恵、という4つの要素を意識しています（図）。訪問看護ステーションは通常、要介護等の状態にある人を対象とする「訪問看護」の機能しか持ちませんが、通いの場を併設したことで、自立状態にある高齢者などのより幅広い住民層に対して、予防やアドバンスケアプランニング等を支援する「外来看護」のような機能を持つことができています。

「場」があることにより、自然と住民どうしの支え合い（互助）が生じてくることも重要なポイントで、これにより専門職による支援を最小化できるとともに、住民自身が地域に貢献している体感を得やすくなり、セルフ・エフィカシー（自己効力感）等の向上に寄与する効果があると感じています。たとえば、要介護状態にあり生活上の支援を要する住民が、通いの場では布草履を作る先生として活躍し、草履の販売を通じて通いの場の運営に貢献するなどの、「支えられる側」に置かれがちな人が「支える側」の役割を持つことができたエピソードがよく起こっています。専門職であり、一般的には「支える」役割をもつナースが一住民として「支えられる」こともあり、最たる例としては、ここで働くナースの昼食は、近隣住民である通いの場のボランティアによって振舞われています。通いの場

図｜筆者が運営する複合施設が持つ4要素

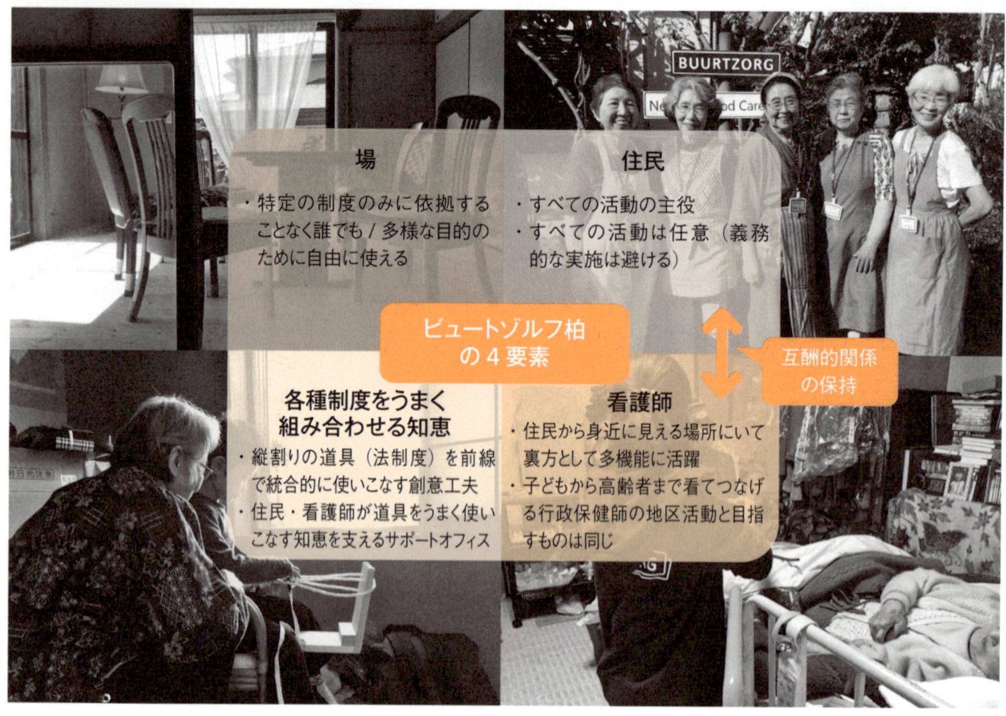


の運営費用の一部は地域支援事業の補助金によって賄われており、これにより自立した運営が可能となっていますが、補助金の申請や報告のための面倒な事務作業は筆者らがサポートし、代わりにボランティアは得手とする食事づくりなどで活躍され、互酬的関係を保っています。病院のように医療従事者が住民の活動を「管理」することはなく、住民の意欲に基づく自発的な活動を応援しつつ、住民から医療の相談があれば気軽に乗って差し上げるというスタンスです。これは保健師が行う地区保健活動とも通じる活動だと捉えています。

ぜひ、一度皆さんの病院の周辺地域や患者さんの退院先の地域に、こうした新しいサービスがどの程度あるのか探してみてください。その上で退院支援を行うことで、より充実した支援になるでしょう。

（吉江　悟）

引用・参考文献

1）一般社団法人Neighborhood Care：ビュートゾルフ柏．［http://neighborhoodcare.jp/］

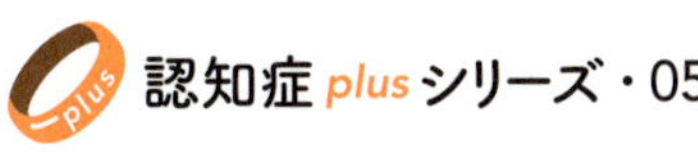


# 認知症plus退院支援

## 一般病棟ナースのためのQ&A


2019年11月30日　第1版第1刷発行　〈検印省略〉

編集●深堀浩樹、酒井郁子、戸村ひかり、山川みやえ

発行●株式会社 日本看護協会出版会
〒150-0001　東京都渋谷区神宮前5-8-2　日本看護協会ビル4階
〈注文・問合せ/書店窓口〉Tel / 0436-23-3271　Fax / 0436-23-3272
〈編集〉Tel / 03-5319-7171
https://www.jnapc.co.jp

デザイン●大野リサ
表紙カバーイラスト●コーチはじめ
本文イラスト●関根庸子
印刷●株式会社 教文堂




ISBN978-4-8180-2218-8